和田秀樹が教える新・健康常識

60歳すぎたら

コレステロールは下げなくていい

和田秀樹 著

永岡書店

知ってましたか？

高齢になると
コレステロール値は
高めのほうが健康です！

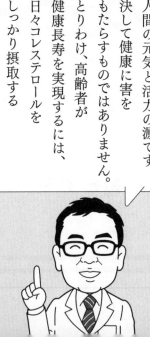

コレステロールは
人間の元気と活力の源です。
決して健康に害を
もたらすものではありません。
とりわけ、高齢者が
健康長寿を実現するには、
日々コレステロールを
しっかり摂取する
姿勢が必要不可欠です。

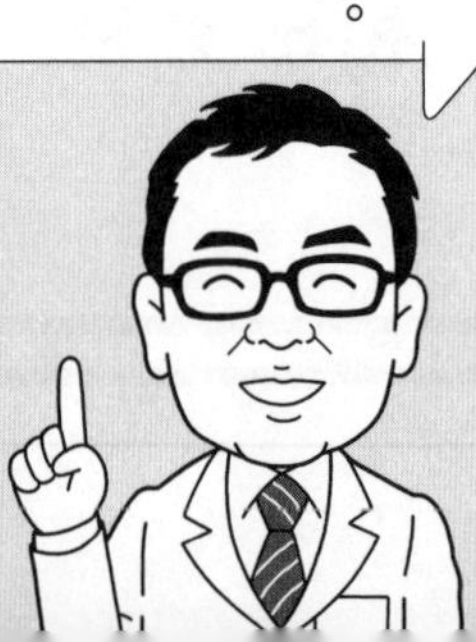

高齢世代の「コレステロール対策」の新常識

- 日本の高齢者に元気がないのは、**コレステロールが不足している**せいだった
- 歳をとるとコレステロール値が上がってくるのは、**体を守るための自然な反応**だった
- コレステロール値は、**高いほうが長生き**することが研究で分かっている

✓ コレステロールは**意欲を生み出す材料**。
意欲が落ちると老化や衰えが一気に加速する

✓ コレステロール値が低くなると、**男性ホルモン**が枯渇して、若さや強さが失われていく

✓ コレステロール値が低いと**がん**になりやすい。
そのリスクの重大さをよく考えるべき！

✓ そもそも、本当にコレステロールが**動脈硬化を起こす原因**なのかはよく分かっていない

- コレステロール値を下げる薬には**副作用**も多い。
医師からすすめられたら慎重に判断すべき!

- 中性脂肪が多いと**血液ドロドロ**になるというのは、
まったくの誤解だった!

- 肉こそは**最高の健康長寿食**。
積極的に食べてしっかりコレステロールを摂取しよう

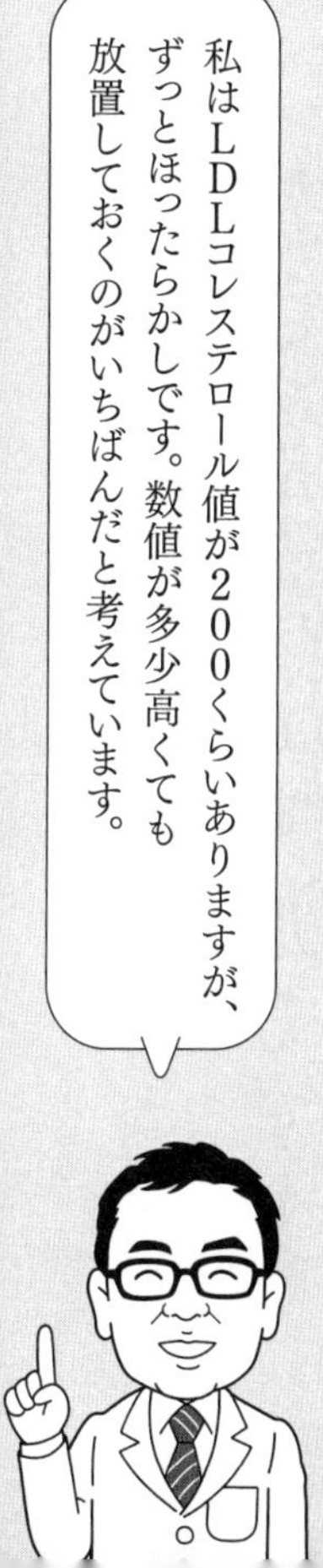
私はLDLコレステロール値が200くらいありますが、ずっとほったらかしです。数値が多少高くても放置しておくのがいちばんだと考えています。

はじめに

コレステロールは、若さを生み出す源です！

「体に悪いから」と避け続けてきたことが、じつは元気や健康をもたらす非常に重要なカギだと分かったら、みなさんはどう感じるでしょうか。

〝これまで、せっかく気をつけてきたのに……〟と、腑《ふ》に落ちない気持ちになるかもしれませんが、医療常識が大きく変化している昨今では、「悪いとされてきたものの価値が180度ひっくり返る大逆転」は決してめずらしいことではありません。

そのいちばんの代表選手が「コレステロール」です。

この国においては、長年、コレステロールは諸悪の根源のようなひどい扱いをされてきました。きっと、みなさんの中にも「コレステロール＝体に悪いもの」とすっかり刷り込まれていて、健康診断のコレステロールの数値を気にしたり、食事でコレステロールが多いものを摂りすぎないよう気をつけたりしてきた方が多いのではないでしょうか。

しかし、それは間違いだったのです。

いまは、**多少勉強している医者の間では「コレステロール値が高い人ほど健康」というのが常識**となっています。「コレステロール値が高い人のほうが長生き」という研究もありますし、「コレステロール値が高いほうががんになりにくい」という研究結果もある。免疫機能にも深く関係していて、コレステロール値が高い人のほうが感染症や病気になりにくい傾向もあります。それに、コレステロールはさまざまなホルモンをつくる材料になっていて、日々を生きる意欲や活力を生み出したり、うつ病を防いだりするのにもたいへん重要な役割を果たしているのです。

とりわけ、コレステロールを必要としているのは、高齢者のみなさんです。高齢者が心と体の健康を維持して生きていくには、コレステロールを不足させないことが欠かせない条件だと言ってもいいでしょう。

私は、30年以上の長きにわたって高齢者医療に携わってきているのですが、その経験から言っても、高齢の患者さんはコレステロール値が高めの人のほうが心身ともに活発で丈夫であり、病気でダウンする率が低い傾向があります。決して大げさではなく、**高齢者が残りの人生を元気に長生きしていけるかどうかは、コレステロールをしっかり高めにキープしているかどうかがカギ**になると言っても差し支えないのです。

ところが、いまの日本では、コレステロール値が高い人に対して、コレステロールを下げる薬（脂質低下薬）を使って値を下げる医療が平然と行なわれています。

おそらく、みなさんの中にも、健康診断でコレステロール値が高いのを指摘され、医者に促されるまま、脂質低下薬を飲んでいる方が多いのではないでしょうか。

しかし、医者に言われるまま、何の疑問もなく薬を飲んでコレステロール値を下げるのはいかがなものでしょう。私に言わせれば、こうした行為はみすみす健康のレベルを下げているようなもの。コレステロール値を下げることによって、わざわざ免疫力を下げて病気に罹《かか》りやすくし、わざわざホルモンを低下させて元気や活力を手放しているようなものなのです。ＥＤになる人もいます。

そもそも、「高めのほうが健康にいい」と分かっているものを、わざわざ薬を使って下げる必要がどこにあるのか。**高齢者の場合、異常なほど数値が高かったり心臓の持病を抱えていたりしない限り、コレステロール値を薬で下げる必要はありません。**数値が多少高くても、「下げよう」なんて思わずに、何もせず放っておくのがいちばんなのです。

コレステロールには老化の流れに抗《あらが》うパワーがある

実際、私自身、かなりコレステロール値が高いほうですが、何もしないまま放置を決め込んでいます。

悪玉とされるＬＤＬコレステロールは、１２０㎎／dℓ未満が基準値とされ、１４０以上になると、脂質異常症と診断されます。私の場合、ＬＤＬコレステロールはだいたい２００㎎／dℓを越えるくらいです。つまり、通常であれば、医者から高値を指摘されて脂質低下薬を出されるレベルです。

でも、**私は薬を飲む気がないのはもちろん、数値を下げようという気すらまったくありません。**むしろ、「これ以上、下げたくない」

と思っているくらいで、今後もいまのまま、２００前後のＬＤＬコレステロール値をキープしていきたいと考えています。

ちなみに、私はコレステロール値だけでなく、血圧も血糖値もかなり高めです。血圧の値は１７０㎜Hgくらい、血糖値は空腹時血糖３００㎎／㎗、ヘモグロビンＡ１ｃ10％くらい。たぶん、どれも普通の人からすれば「そんなに高くて大丈夫なの？」と心配されるレベルの数値でしょう。しかし私にとっては、これが適正なレベル。私の場合、脳や体をしっかり稼働させて日々エネルギッシュに活動していくには、血圧も、血糖値も、コレステロール値も、これくらいの高さが必要なのです。

私は、血圧、血糖値、コレステロール値を３つとも高値に保ちつつ活動的に生きていく試みを**「自分の体を使った人体実験」**だと位置づけています。

もし、いまの状態を続けつつ私が健康体のまま長生きをすれば、「和田さんみたいなやり方でも全然問題ないんだ」ということになるでしょう。逆に、もし、私が早死にをしたり病気で苦しんだりすることになれば、「ほら、やっぱり和田さん流のやり方じゃダメなんだ」ということになるかもしれません。

いずれにしても、私の「人体実験」の答えが出るのはまだ先のことです。私は自分の選択がよい方向へ向かうものと信じていますが、実際の結果がどうなるかは私自身にも分かりません。とりあえず、いまのところは健康コンディションに大きな問題はなく、仕事面でも生活面でもすこぶる快調でアクティブな毎日を送ることができています。

なお、私は、一般の高齢の方々にも、血圧、血糖値、コレステロール値に関しては、推奨されている基準範囲よりも「少し高め」を維持していくことをおすすめしています。

たいていの医者は「やれ血圧を下げろ」「やれ血糖値を下げろ」とうるさく言うのに、いったいどういう理由で「高めのキープ」をすすめるのか。当然、最新の医学に裏づけられたまっとうな理由があるのですが、血圧や血糖値に関しては、同時発売の姉妹本2冊にくわしく書いてありますので、お手数でもそちらをお読みいただければと思います。そして、コレステロールに関しては、これから本書でじっくりと説明していくことにしましょう。

とにかく、私は**「コレステロールこそは、人間の元気と若さを生**

み出す源」だと考えています。

少なくとも高齢者にとっては、コレステロールが高い状態は「避けるべきこと」ではなく「歓迎すべきこと」なのです。これまで「コレステロール＝悪いもの」と決めつけていた高齢のみなさんは、これまでの考えを180度転換して、「コレステロール＝自分の健康を守ってくれる大切なもの」という姿勢でコレステロールに接するようにしてみてください。そして、肉などのコレステロールの多い食べ物をしっかり摂って、コレステロールを増やしていくようにしましょう。

そうすれば、加齢とともに少しずつ衰えてきた心身に、再び元気と活力が戻ってくるはずです。体を若返らせる力も、がんや病気を跳ね返す力も、うつを跳ね返す力も、セックスを維持していく力も、意欲を持ってチャレンジをし続ける力も、みんなコレステロールが与えてくれることでしょう。

コレステロールには、老化の流れに抗うパワーがあるのかもしれません。 ぜひみなさん、そのパワーをしっかりチャージして流れを変えていくようにしてください。元気と若さを取り戻して、これからの人生をよりパワフルに生きていきましょう。そして、より充実した老後の日々をつくり出し、自分の手で幸せをつかんでいくようにしましょう。

和田秀樹

目次

プロローグ
高齢になるとコレステロール値は高めのほうが健康です！——2

はじめに
コレステロールは、若さを生み出す源です！——6

第1章
高齢者のコレステロール不足は老化加速の元凶！

コレステロールは「元気のもと」！決して悪者ではない

1 「しょぼくれた元気のない年寄り」が増えているのは、コレステロールが足りていないせい!?——24

2 そもそもコレステロールは体に必要不可欠なもの。歳をとると数値が上がってくるのは当たり前——32

3 コレステロール値は高いほうが長生き！
不足すると、免疫力が落ちて病気になりやすく、老化や衰えも進みやすくなる ―― 36
4 コレステロールは「意欲」をつくる材料。
その材料不足が老化を進ませる原因になっている ―― 42
5 LDLコレステロールは、じつは「悪玉」ではなく、
がんやうつ病を防いでくれる「いいやつ」だった！ ―― 50
6 男性ホルモンが枯渇することが、
人間の元気と活力をどれほど失わせてしまうか知っていますか？ ―― 56
7 女性の美しさや若々しさをキープするのにも、
コレステロールが大いに関係している ―― 66
8 コレステロールが減ると筋肉量も減って、
「寝たきり」のリスクが大きく高まってしまう ―― 70
9 がんのリスクを高めてでも、心筋梗塞のリスクを下げたいですか？
どっちが得か、よく考えてみよう ―― 76

第2章

コレステロールを薬で下げる必要はない！

「脂質低下薬が要らない」これだけの理由

10 コレステロールがもたらす害は、歳をとるほど減っていく。コレステロールがもたらす恩恵は、歳をとるほど必要になってくる！ ―― 86

11 コレステロール値を薬で下げるのは、「動脈硬化」を防ぐため？でも、高齢者が動脈硬化を防ぐ必要なんてあるの？ ―― 90

12 そもそもの話、「コレステロール＝動脈硬化原因説」は、どこまで本当なのか？ ―― 98

13 日本はがんで死ぬ国。「コレステロール値を薬で下げる医療」にいつまでもこだわっていたら、がん死亡者が増えてしまうことに…… ―― 106

14 コレステロール値は、高くても放っておくのがいちばん。どうしても心配なら、「心臓ドック」を受けなさい ―― 110

15 女性に脂質低下薬は不要。中高年女性の大半が、「病気」ではないのに「病気」にされてしまっている…… ── 116
16 ちゃんと知っていますか？ 脂質低下薬の「重大な副作用」 ── 124
17 血管を強く太くするには、コレステロールをしっかり摂るのが正解だった！ ── 130
18 血圧や血糖値が高めで不安になるのは仕方ないけれど、コレステロール値は「かなり高め」でも大丈夫！ ── 134

第3章 コレステロールや中性脂肪は、気にせず摂っても大丈夫！

「脂の新常識」を身につけて、脂ギッシュで元気な年寄りを目指そう！

19 コレステロール値は、肉や卵を減らしても下がらない。けれど、コレステロールが不足している場合は、食事で増やすしかない！ ── 142

20 誤解していませんか？
コレステロールの多い食品を食べても太ることはありません ―― 148

21 歳をとったら「小太りくらい」がベスト。
健康長寿を目指すなら、やせてはいけない！ ―― 152

22 知っていますか？
「脂の常識」は、ここ20年で大きく変わっています ―― 158

23 「脂の新常識」を理解して、
「体によい脂肪」を日々の食卓に取り入れよう！ ―― 166

24 「中性脂肪が多いと血液がドロドロになる」を
信じてはいけません！ ―― 172

25 中性脂肪値を警戒して「脂もの」を減らすのはナンセンス！
歳をとるほど「脂ぎった体」を目指そう！ ―― 178

第4章

「本当の健康」をつかむため、どんどん肉を食べよう！

老後の人生を豊かにするコレステロールとのつき合い方

26 肉こそは、「最高の健康長寿食」。1日に「プラス50ｇ」の肉を食べて、コレステロールをしっかり摂取！――186

27 肉を食べているかどうかは、あなたの寿命を決定づける「大きな分かれ道」――194

28 高齢者は、「ベジファースト」より「ミートファースト」がおすすめ！――202

29 大谷翔平選手は、1食で6個!? 卵もたくさん食べて大丈夫！――206

30 ラーメン、ピザ、コンビニ弁当……「こってり系」「肉肉しい系」の食べ物を積極的にセレクトしよう！――210

31 70歳、80歳、90歳――「古い常識の壁」を乗り越えた高齢者こそが、元気で明るい人生を歩んでいける！――216

第1章

コレステロールは「元気のもと」！決して悪者ではない

高齢者のコレステロール不足は老化加速の元凶！

1

「しょぼくれた元気のない年寄り」が増えているのは、コレステロールが足りていないせい⁉

私の勝手な思い込みなのかもしれませんが、**日本の高齢者は、欧米の高齢者に比べると、元気や活力が乏しい**ような気がしてなりません。

欧米のお年寄りたちには、かなりの高齢になっても活気にあふれ、精力的に動き回って仕事や家事をこなしている人が多い。それに、60代はもちろん70歳を超えてもセックスを楽しんでいる夫婦が少なくありません。

一方、日本のお年寄り方には、どうも覇気や活気が感じられません。早々と現役を引退して、あちこち不調や衰えを訴えながら家と病院を行ったり来たりしているイメージがあります。セックスにいたっては、高齢になる以前の40代、50代の頃からセックスレスになっているという人が少なくありません。

いったい、この差はどこから来るのでしょう。

もちろんいろいろな要因があるのでしょうが、私は**「肉の摂取量の違い」が差を生む大きな要因になっている**のではないかと見ています。

欧米と日本の肉の消費量には大きな開きがあって、**アメリカ人は1日に約300gも肉を食べているのに、日本人は約100gしか食べていません。**

高齢になれば、肉の摂取量はもっと減るでしょう。厚生労働省の報告によれば、70歳以上の日本人の5人にひとりがたんぱく質不足に該当するそうです。

肉は人の心身を丈夫にして、意欲や活力、元気をもたらすパワーの源であり、私はいろいろなメディアで「高齢者こそ、肉を食べたほうがいい」と言い続けています。そして、私がこのように肉食を強力におすすめする最大の理由が「コレステロールをとりわけ多く含んでいるから」なのです。

きっと、意外に感じる方も多いことでしょう。なにしろ、日本では「コレステロール＝健康に悪いもの」という固定観念を抱いてしまっている人が少なくありません。みなさんの中にもこれまでコレステロールが多い食品を意識的に避けてきた方が多いのではないかと思います。

たしかに、中年期までは、コレステロールが多すぎると動脈硬化を起こすリスクが高まるとされています。ただ、その「コレステロール＝動脈硬化原因説」は、近年全世界的に見直されてきている傾向にあるのです。これに関しては、後ほどくわしく紹介することにしましょう。

それに、仮にコレステロールによって動脈硬化のリスクが高まるとしても、気をつけたほうがいいのは中年の時期までです。高齢の方々は心配する必要はありません。高齢者の場合、ほとんどの人がすでに動脈硬化が進んでしまっているため、いまさら摂取を控えたとしても大きな効果を上げられるわけではありません。高齢の方々はコレステロールの摂りすぎに気をつけるよりも、むしろコレステロールが不足しないように気をつけて、積極的にコレステロールを摂取していくべきなのです。

それというのも、**高齢になってからコレステロールが不足すると、てきめんに老化や衰えが進んでしまう**からです。

次の項目から順次述べていきますが、コレステロールは、体の細胞膜をつくる材料であり、コレステロールが足りないと、細胞の修復や再生がうまくいかず、内臓、筋肉、肌など、体のあらゆる部分で衰えが進んでしまうことになります。

また、コレステロールは体だけでなく、心を維持する材料にもなっていて、コレステロールが足りないと男性ホルモン量が低下して、精神的意欲や活力が低下してくるようにもなります。簡単に言えば、コレステロールが足りないのを放っていると、「体の老化」「心の老化」がどんどん進んでしまうようになるんですね。

しかも、高齢者の場合、加齢とともに体内でつくられるコレステロールが減ってくるので、心身が必要とするコレステロール量をまかなうことができず、不足気味になることが多い。なおかつ、歳をとると肉などの脂ものを敬遠する人も多くなってくるため、食事で外から入ってくるコレステロールも減って、さらに不足状況が深刻化してしまうケースが少なくない。**だから高齢者は、肉などのコレステロールが多く含まれるものをしっかり摂取して、「体の老化」「心の老化」を防いでいかなくてはならない**のです。

コレステロールをしっかり摂って「元気のない萎《しお》れた年寄り」を卒業しよう！

話を戻しましょう。

私は、日本の高齢者に元気や活力がなく、しょぼくれた感じの人が多いのは、コレステロールが足りていないせいではないかと考えています。

欧米のお年寄りたちに比べると、肉を食べる量が少なく、決定的にコレステロールが足りていない人が多い。そのうえ、足りていないのにもかかわらず、医師に言われるまま「脂質低下薬」を服用して、さらにコレステロール量を下げてしまっている高齢者も少なくない……。

こういった状況では、体の老化や心の老化が進んで、萎れかけた植物のように元気や活力が感じられなくなってしまうのも当然なのかもしれません。

ですから、高齢のみなさんは、いま一度「コレステロールの本当の価値」を見つめ直していくべきでしょう。「はじめに」のところでも述べましたが、**コレステロールは、人間の元気と活力を生み出す源泉のような物質です。決して不足させてしまってはいけません。**ぜひ、肉を食べ、コレステロールをしっかり摂って、元気と活力をよみがえらせていくようにしましょう。

2

そもそも
コレステロールは
体に必要不可欠なもの。
歳をとると
数値が上がってくるのは
当たり前

わたしたち人間はコレステロールなしでは生きていけません。そのいちばんの理由は、**コレステロールが「人の体をつくっている材料」だから**です。

そもそも、人体を構成する60兆個の細胞の細胞膜はコレステロールでつくられています。つまり、内臓、筋肉、血管、肌、髪など、ありとあらゆる部分の細胞にコレステロールが使われていることになります。

また、脳や神経細胞も大半がコレステロールでできていますし、男性ホルモンなどの多くのホルモンをつくったり、胆汁やビタミンDをつくったりするのにもコレステロールが使用されています。コレステロールは、人体を形成するのに絶対に欠かせない構成材料。人が〝人らしく〟機能していくには、コレステロールという物質が必要不可欠なのです。

なお、わたしたちの体内では、傷ついた細胞を修復したり古くなった細胞を新たに再生したりするのにもコレステロールが大量に使われています。たとえば、傷ついた血管の細胞を修復したり、筋肉痛のときに壊れた筋細胞を再生したり、肌の細胞が日々新陳代謝をしたりする際にも、コレステロールという材料がさかんに投入されているのです。

そこで考えてみてください。わたしたちの体の細胞は歳をとってくると勢いが落ちてきます。あちらこちらで細胞が傷つくことも多くなりますし、免疫力も落ちてくるし、代謝の勢いも落ちてくるでしょう。肌細胞のターンオーバー（肌が生まれ変わるサイクル）などは歳とともにてきめんに低下してきますよね。

すなわち、歳をとると、コレステロールという材料をふんだんに投入して、細胞を補修したり細胞をつくり直したりしなくてはならない必要性が高まってくるわけです。そして、じつは歳をとるにつれてコレステロール値が上がってくるのは、こういった需要に応えて体を老化から守ろうとしているからなのです。

つまり、コレステロールは歳をとればとるほど必要になってくるものであり、**高齢になるとともにコレステロール値が上がってくるのは、体にとってはごく当たり前の自然な反応**であるわけですね。

いかがでしょう。

こういうメカニズムを知ると、健康診断のコレステロール値が多少高かろうとも、心配する必要はないということにご納得いただけるのではないでしょうか。

3

コレステロール値は
高いほうが長生き！
不足すると、
免疫力が落ちて
病気になりやすく、
老化や衰えも
進みやすくなる

「コレステロールが悪者ではない」ということを示す証拠はたくさんありますが、そのなかでも決定的インパクトを持つのは、やはり**「コレステロール値が高い人のほうが長生きする」**という研究報告ではないでしょうか。

一例として東京都小金井市の調査を紹介しましょう。

これは、東京都老人総合研究所（現・東京都健康長寿医療センター）が70歳の高齢者を対象に10年間にわたって追跡調査したもの。それによると、もっとも長生きをするのは、男性ではコレステロール値が190〜219mg／dℓ、女性では220〜249mg／dℓと、正常よりもやや高めのグループでした。

一方、死亡率が高かったのは、男性では169mg／dℓ未満、女性では194mg／dℓ未満のグループ。すなわち、コレステロール値が

コレステロール値が高い人のほうが長生きする

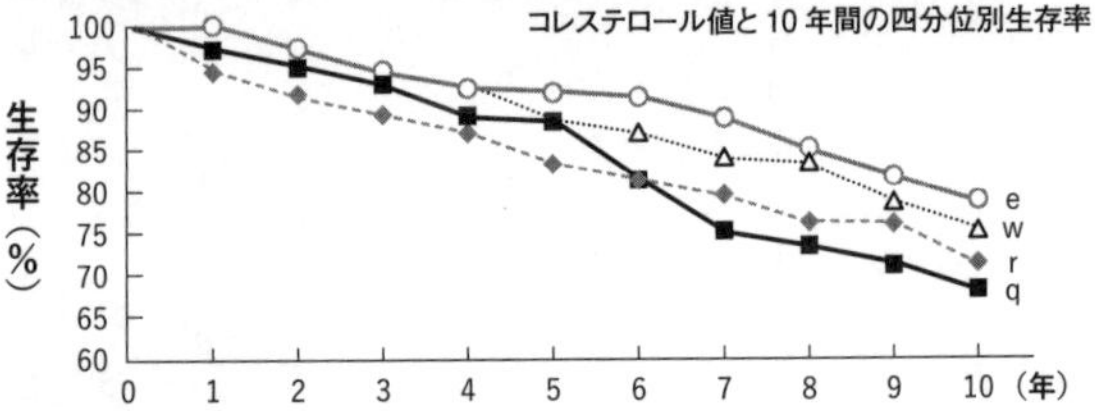

q:第1四分位(男〜 169mg /dℓ、女〜 194mg /dℓ)
w:第2四分位(男 170 〜 189mg /dℓ、女 195 〜 219mg /dℓ)
e:第3四分位(男 190 〜 219mg /dℓ、女 220 〜 249mg /dℓ)
r:第4四分位(男 220mg /dℓ〜、女 250mg /dℓ〜)

出典:東京都老人総合研究所(現・東京都健康長寿医療センター)「小金井研究」

正常であることが長生きにつながるわけではなく、むしろコレステロール値が低いと寿命短縮につながることが明らかになったわけです(上のグラフ参照)。

また、これと同様の研究調査は日本国内だけでなく世界各国でいくつも行なわれていて、そのいずれもが**「コレステロール値は高めのほうが長生き/低すぎると早死にする」**という傾向を示しているのです。

それと、後ほど改めて紹介しますが、別の研究では「コレステロール値が高い人ほどがんにかかりにくく、低い人ほどかかりやすい」ということも明らかになっています。

なお、このようにコレステロール値の高低が寿命の長さやがんのかかりやすさに影響することは、コレステロールが人の免疫力に深く関わっていることを示唆しています。

みなさんご存じのように、免疫とは、細菌やウイルス、がん細胞などから体を防衛するシステム。リンパ球、ナチュラルキラー細胞、マクロファージなど、さまざまなタイプの免疫細胞が活躍し、異物を攻撃して排除することで病気から体を守っています。

そして、ここで重要なのは、こうした免疫細胞たちにとってもコレステロールが不可欠だという点です。前の項目で述べたように、コレステロールは体中の細胞の細胞膜をつくる材料であり、免疫細胞たちもコレステロールという鎧《よろい》（細胞膜）をつけていてこそ、「がんや病気を防ぐ活動」を活発に行なうことができるわけです。

すなわち、**コレステロールが体内に十分足りていてこそ、高い免疫力が発揮されて、病気になりにくくなる**ということ。「コレステロール値が高い人のほうが長生きできる」「コレステロール値が高い人のほうががんになりにくい」といった研究結果は、それを裏づけていると言っていいのではないでしょうか。

私は、コレステロールは**「人間の体を守る物質」**なのだと考えています。

免疫を強化して病気から体を守っているだけではありません。コレステロールは、おそらく老化や衰えからも体を守っているのでしょう。

誤解を恐れず言ってしまえば、人が老化したり衰えたりするのは細胞の勢いがなくなってくるからです。そして、先にも述べたように、コレステロールが足りなくなれば、てきめんに細胞の修復力やターンオーバーの勢いが落ちてしまうことになる。つまり、コレステロールが不足すると細胞の力が落ち、体のいたるところで老化や衰えが進みやすくなってしまうわけです。

このように考えると、やはりわたしたちが病気から身を守り、老化や衰えから身を守って長生きをしていくためには、人間の体を守る物資・コレステロールの力が不可欠なのではないでしょうか。

4

コレステロールは「意欲」をつくる材料。その材料不足が老化を進ませる原因になっている

コレステロールは、人の体を守っているだけでなく、人の心も守っています。

とりわけ影響が大きいのは**「意欲」**です。

先にも触れましたが、コレステロールは多くの「性ホルモン」の材料になっていて、とくに男性の場合、コレステロールが足りないと男性ホルモンのテストステロンの量が不足して、意欲や活力がガクンと落ちてしまうのです。男性ホルモンには、競争心をかきたてたり性欲や性機能を高めたりする働きがあることが知られていますが、「何かをやってやろう」という活動意欲を生み出すのにも非常に大きな役割を果たしています。それで、**コレステロールが不足して男性ホルモンが低下すると、なかなか意欲が湧かず、何をするのにも気力がついてこなくなる**のです。

また、コレステロールは、脳内において神経伝達物質のセロトニンを運搬する役割も担っています。みなさんご存じかもしれませんが、セロトニンは「幸せ物質」とも呼ばれていて、充足感をもたらしたり精神を穏やかに安定させたりする役目を果たしています。さらに、セロトニンが不足すると、気持ちが沈んだりイライラしたりして精神が不安定になり、うつ病になりやすくなることもよく知られていますね。

そして、じつはこのセロトニンも、男性ホルモンと同様に、人の活動意欲に大きな影響をもたらしている物質なのです。そのため、**コレステロールが不足してセロトニンをうまく運べなくなってくると、メンタル面が不安定になり何もする気が起こらなくなる**ことが多いのです。もちろん、うつ病にもかかりやすくなります。うつ病になると、意欲低下や落ち込みだけにとどまらず、精神活動のエネルギーが全体に枯渇してしまうようになります。

このようにコレステロールは、人の活動意欲を維持するのに不可欠な役割を果たしているのです。まさに**コレステロールは「意欲を生み出す材料」であり、わたしたちが心を健やかに保つのに欠かせない材料**だと言っていいのではないでしょうか。

意欲の低下は、すべての老化の始まりだった

ところで、私は「人間の老化は意欲低下から始まる」と考えています。

脳の衰えも、体の衰えも、見た目の衰えも、すべての老化は意欲

が低下したのを機に始まって、徐々に深刻化していくのです。

だって考えてみてください。意欲が低下すると、何をするにも億劫《おっくう》になり、頭もどんどん使わなくなるし、体もどんどん使わなくなってしまいます。それこそ、新しいことを覚えたり学んだりもしなくなるでしょうし、ほんの数メートル先まで体を動かすのさえめんどうがるようになるかもしれません。

でも、人間の機能は、使わずにいるとどんどん錆《さ》びついて衰えていってしまうもの。頭をろくに使わなければ、脳機能が錆びついて認知症になるのが早まるでしょうし、体をろくに動かさなければ、筋肉が落ちて運動機能が低下し、フレイル、寝たきり、要介護などのリスクが高まることでしょう。

つまり、意欲が落ちたのをきっかけとして、老化や衰えがみるみる進んでいってしまうようになるのです。
しかも、意欲低下による老化や衰えのスピードは高齢になると一段と加速します。私はこれまで多くの高齢の患者さんに接してきて身に沁みているのですが、活動の意欲が萎《しぼ》んでしまうと、あれよあれよという間に老い衰えていってしまう人がたいへん多いのです。決して大げさではなく、**意欲という感情を萎《な》えさせてしまうことは、高齢者の脳や体に〝致命的〟というくらいの大ダメージをもたらす**と言っていいでしょう。

では、意欲が落ちるのを食い止めるためには、いったいどうすればいいのか。
私は、そのためにも高齢者は日々肉を食べてちゃんとコレステロールを摂るようにしていくべきだと思います。つまり、末永く旺盛な意欲を維持していくためにも、普段から「意欲の材料・コレステロール」をしっかり摂りなさいというわけですね。

肉を食べて十分なコレステロールを摂っていれば、男性ホルモンも不足することはありませんし、セロトニンを運ぶ機能が低下することもありません。

それに、肉には、セロトニンをつくる原料となるアミノ酸のトリプトファンがたいへん多く含まれています。要するに、**肉を食べるという習慣は、「男性ホルモンの材料となるコレステロール」と「セロトニンの材料となるトリプトファン」の両方を一挙に摂ることができて、意欲をキープしていくにはまさにうってつけ**なんですね。こうした肉食の大切さについては、後ほどまた改めて述べることにしましょう。

おそらくみなさんの中にも「最近、何をするにしても『めんどうだ』と感じてしまう……」「『やろう』という気持ちがなかなかついてこない……」という方がいらっしゃるかもしれません。

しかし、日々コレステロールを摂っていれば、そういった意欲の低下を食い止めることができるのです。それだけではありません。元気や活力を取り戻すこともできますし、うつ病にもかかりにくくなります。そして、こういった**「心の免疫力」を高めることによって心身の老化や衰えが進むのを食い止めることができる**のです。ぜひみなさんも「意欲の材料」をしっかり摂って老化や衰えを防いでいくようにしてください。

5

LDLコレステロールは、じつは「悪玉」ではなく、がんやうつ病を防いでくれる「いいやつ」だった！

ここでちょっと「悪玉」と「善玉」の話をしておきましょう。

みなさんご存じのように、コレステロールには「LDLコレステロール」と「HDLコレステロール」とがあります。

LDLコレステロールは、肝臓でつくられたコレステロールを全身に運ぶ「運び屋」です。増えすぎると動脈硬化を起こす要因になるとされ、そのため「悪玉コレステロール」と呼ばれています。

一方、**HDLコレステロールは、余剰なコレステロールを回収してまわっている「回収屋」**です。こちらは動脈硬化を抑制することにつながるので「善玉コレステロール」と呼ばれています。

ただ、これはあくまで世間一般的に言われていることであり、**近年の医学界では、「悪玉」と呼ばれてきたLDLの働きがだいぶ見直されてきている**のです。

そもそも、**ＬＤＬが本当に動脈硬化や心筋梗塞を引き起こす犯人なのかは完全には分かっていません。**

少し前までは「ＬＤＬが多くなると、動脈の血管壁にコレステロールがどんどんたまっていって、やがて血管内にたまったドロドロのコレステロールの山が血流を完全に塞《ふさ》いでしまう」というロジックが広く信じられていたのですが、この考え方はもう否定されています。

動脈硬化を引き起こす真の原因は「血管の炎症」です。そして、それを引き起こすリスクファクターとして１００％確実とされているのが「糖尿病」と「喫煙」。**コレステロールはというと、せいぜいそれらのリスクファクターを後押ししている「応援部隊」くらいの位置づけだろう**と見なされるようになっているのです。少なくとも、

「ＬＤＬが動脈硬化を引き起こす〝単独犯〟だ」という見方は完全に見直されるようになっています。

それに、なかには「むしろＬＤＬは動脈硬化を防ぐために役立っているのではないか」と言う研究者もいます。先ほど述べたように動脈硬化の原因は血管の炎症であるわけですが、ＬＤＬコレステロールは、その血管の炎症部分を修復するために集中的に集まっているのではないかというのです。簡単に例えるなら、血管の炎症が「火事」だとしたら、ＬＤＬはその火を消火するための「消防車」の役割を果たしていて、そのために火事場にたくさん駆けつけているのではないかというわけですね。

まあ、この辺りはいまだに医学的結論の出ていない話なのですが、もしこれが本当だとしたら、長年「悪玉」のレッテルを貼られ続けてきたＬＤＬは、これまでとんでもない濡れ衣《ぎぬ》を着せられてきたことになりますね。

ちなみに最近は、ＬＤＬによって「体によい働き」がもたらされることも、かなりクローズアップされています。

それというのも、**「がんになりにくくするコレステロール」も、「うつ病になりにくくするコレステロール」も、じつはＬＤＬだとされている**のです。

「コレステロール値が高い人のほうががんになりにくい」「コレステロール値が高いほうがうつ病になりにくい」という話は先にも取り上げましたが、ＬＤＬがそれにかなり貢献しているということが分かってきたわけですね。おそらく、免疫力を引き上げたり、セロトニンをスムーズに運んだりするのにもＬＤＬが相当な活躍をしているのでしょう。

さらに、それだけにとどまらず、男性ホルモンの材料になったり、免疫細胞の材料になったりするのも、ＬＤＬなんじゃないかという説も出てきています。

つまり、ＬＤＬコレステロールは、**動脈硬化予防の側面ではすっかり「悪玉」にされているものの、がん予防、うつ病予防、免疫力向上といった面では「とてもいいやつ」**だったのです。

医療や健康の常識は日々大きく変わっています。「悪玉」「善玉」なんていうレッテル貼りもいつひっくり返るか分かりません。この先研究が進めば、「ＬＤＬこそわたしたちの健康を守ってくれる善玉のコレステロールだ」などと言われる日が来るのかもしれませんね。

6

男性ホルモンが
枯渇することが、
人間の元気と活力を
どれほど
失わせてしまうか
知っていますか?

先にも述べたように、男性ホルモンのテストステロンはコレステロールを材料としてつくられています。

みなさんは「男性ホルモンが多い人」にどんなイメージを持っているでしょう。おそらく、頭に浮かぶのは「性欲が強い」「ギラギラしている」「競争心が強い」「我《が》が強くて攻撃的」といったところでしょうか。

でも、それだけではないのです。

最近の研究では、**男性ホルモンが老化の抑止に広く関わっている**ことが明らかになっています。先ほど述べた「意欲の維持」だけではありません。「性欲」「異性への関心」「好奇心」「集中力」「記憶力」「活力」「若々しさ」「筋肉量」「他人への興味や関心」……。これらの要素は高齢になるとともに徐々に低下しがちなものばかりですが、こういった要素をつなぎとめるのに男性ホルモンが深く関与していることが分かってきたのです。

しかし、男性ホルモンは歳を重ねるにつれて徐々に減少してきます。すると、先に挙げたもろもろの要素が少しずつ落ちてきて、いつの間にかはつらつとした輝きや若々しい力強さが失われてくるようになるのです。まさに、**「元気や若さの源泉」が枯れるかのように、心や体からハリや勢いが消え失せてカサカサに萎《しな》びていってしまう**わけですね。

しかも、それは男性だけに限らず、女性の方々にも当てはまってくること。だから、枯れて萎びたように老い衰えたくないならば、男性も女性も男性ホルモンを枯渇させてしまってはいけません。男性ホルモンは、男女双方にとって元気と若さをもたらす源泉であり、老化の流れに逆らってイキイキと活動し続けていくための大切な燃料なのです。

もっとも、男性ホルモン低下による「枯れ」や「萎《な》え」をより痛切に感じているのは、やはり男性諸氏でしょう。なかでもとくに気になっているのは、性欲や性機能に関わる部分なのではないでしょうか。

男性は、男性ホルモンが減ってくると、性欲が減退したり、異性への興味がなくなってきたり、朝勃《だ》ちをしなくなったりといった衰えをリアルに感じるようになります。精力が低下してセックスレスになっていく人も少なくありませんし、なかにはＥＤ（勃起《ぼっき》障害）に陥る人も出てきます。

先にも少し触れましたが、日本の中高年にはセックスレス夫婦がたいへん多く、私はその原因として「コレステロール摂取の少なさ」&「男性ホルモン分泌レベルの低さ」がかなり大きく影響していると見ています。また、コレステロール値を下げる薬を飲んでいる男性にEDになる人が多いのも、ただでさえ少ない男性ホルモンをコレステロール値を下げることでさらに少なくしてしまっているせいだと言えるでしょう。

なお、男性の場合、**「男性更年期障害」**にも十分注意を払っていかなくてはなりません。男性ホルモンが減ってくると、意欲や好奇心の低下が進み、集中力も低下し、しつこい疲労感や倦怠感に日々悩まされるようになって、心にも体にも元気や活力が枯渇してくるようになります。そして、こうした衰えが進むと男性更年期障害に陥ってしまうことが多いのです。

男性の更年期障害は、女性と違って気づかれにくい傾向があります。そのまま放っていると数々の不調がどんどん悪化して、うつ病になってしまうケースが目立ちます。ですから〝これはおかしい〟と感じたら、すみやかに医療機関を受診することをおすすめします。

男性ホルモンはコレステロール摂取だけでなく、「外から補充」することも可能

では、男性ホルモンを減らさないようにするには、いったいどうすればいいのか。

やはりそれには、男性ホルモンの材料であるコレステロールをしっかり摂取していくことが欠かせません。コレステロールをもっとも

効率よく摂れる食品は肉ですが、卵や魚卵にも多いので、これらを意識的に摂るようにするといいでしょう。〝そんなにコレステロールをたくさん摂ったら、動脈硬化や心臓病のリスクが上がってしまうのでは……〟と心配する人もいるかもしれませんが、そういった心配は無用です。

理由は後ほど説明しますが、**日本の中高年は「コレステロールを摂って動脈硬化を進めてしまうリスク」よりも、「コレステロールを不足させて男性ホルモンを減少させてしまうリスク」のほうを怖れたほうがいい。**「元気と若さの源泉・男性ホルモン」を枯らさないために、男女ともに「コレステロールの積極摂取」へと舵《かじ》を切るべきだと思います。

ついでに言っておくと、うなぎ、牡蠣《かき》、にんにく、やまいも、黒ごまといった「精をつけるとされている食品」は男性ホルモンを増やすように働きます。また、サプリメントでは亜鉛がおすすめ。私も飲んでますが、亜鉛には男性ホルモンの合成を促して精力や活力を維持する作用が期待できます。

それと、男性ホルモンは、医療機関で**「ホルモン補充療法」**を受けることによって大幅にアップすることが可能です。

私のクリニックでも男性ホルモン補充療法を行なっていますが、これを受けた患者さんは、意欲、活力、元気、若々しさが〝劇的〟によみがえります。まさに「元気と若さの源泉たるホルモン」を直《じか》に注入するようなもので、私は、**あらゆるアンチエイジングの中でも男性ホルモン補充療法がもっとも高い効果を生み出せる**と考えています。

なお、男性ホルモン補充療法は、「男性更年期障害」「LOH《ロー》症候群」などの診断がつけば保険適用の値段で受けることができますが、こうした病名がつかない場合は自費診療となります。

その値段についても言及しておきましょう。男性ホルモンの注射は「2週間おきに打つタイプ」と「3か月おきに打つタイプ」とがあり、私のクリニックでは自費の場合、3か月間効くタイプが1回9万円プラス消費税という価格になります。**医療機関により価格に差はありますが、3か月で9万円なら、ひと月3万円、1年12か月で36万円という計算です。**これを高いと思うか安いと思うかは人それぞれでしょうが、日々を生きる活力や意欲、性能力や若々しさが劇的によみがえってくるのであれば、十分検討する価値があるのではないでしょうか。

ちなみに、以前は男性ホルモン補充療法を受けると、前立腺肥大や前立腺がん、男性脱毛症などの進行に影響が出ると心配されていましたが、いまの新しい治療ではこうした副作用の心配もほとんどありません。ただ、PSA（前立腺がんの検査指標）が高値の人など、一部ホルモン補充を受けられない人もいるので、事前に医師に確認をとるようにしてください。

きっと、**日本の高齢者も、男性ホルモンアップに努めていけば元気や活力を取り戻せる**のではないでしょうか。多くの高齢者が自信を持って活躍するようになれば、社会にも活気がよみがえってくるでしょうし、世の中ももう少し明るく元気になるかもしれませんね。

7

女性の美しさや若々しさをキープするのにも、コレステロールが大いに関係している

女性のみなさん、よく聞いてください。じつは、コレステロールは女性の美容面にも大いに関係しているのです。**コレステロールの多い人は歳をとっても肌や髪をなめらかに保てますが、コレステロールの少ない人は歳をとると肌がカサカサになり、髪もパサパサになってしまいます。**

なぜ、肌や髪にコレステロールが関係してくるのか。それは、コレステロールが(男性ホルモンだけでなく)女性ホルモンの材料にもなっているからです。

みなさん、女性ホルモンが女性らしい美しさや輝きを形成するのに不可欠であることはご存じですね。しっかり分泌されていると、肌や髪のツヤやなめらかさ、みずみずしさが保たれることになります。

また、女性ホルモンは女性の健康面にも多大な影響を与えていて、骨を丈夫にしたり、血管をしなやかに保ったり、記憶力を高めたりする働きもしているのです。そういったホルモンが、もとを質《ただ》せばコレステロールを原料につくられていたわけです。

ですから、**コレステロール値が高い人のほうが女性ホルモンをよりよく分泌して、美容や健康の恩恵をより多く受けられる**ということになるのです。

「私はもう閉経しちゃったから関係ないわ」という方もいると思いますが、女性ホルモンは閉経していきなりゼロになるわけではなく、かなり量は減るものの、閉経後も細々と分泌されています。そういう「閉経後の女性ホルモン量」をできるだけつなぎとめていくためにも、高齢になってもコレステロールをしっかり摂るようにしていくほうがいいのです。

余談ですが、閉経を過ぎた女性にはそれまで以上に人づき合いや社会参加に積極的になる人が多く、これには男性ホルモンの増加が影響しているとされています。じつは、**男性ホルモンには「人への興味や人づき合いへの意欲」をかきたてる作用があって、これによって女性たちの活動が活発になってくる**のです。

しかも、この場合、閉経後に女性ホルモンが減って相対的に男性ホルモンが目立ってきたというわけではなく、男性ホルモンの絶対量が増えてくることが分かっています。

高齢になっても人や社会とつながって活発に活動している女性は美しく輝いているもの。そういう人は、日々しっかりコレステロールを摂って、女性ホルモンだけでなく、男性ホルモンもしっかり分泌させているのかもしれませんね。

8

コレステロールが減ると筋肉量も減って、「寝たきり」のリスクが大きく高まってしまう

男性ホルモンは筋肉量とも深く関係しています。みなさんも聞いたことがあるかもしれませんが、男性ホルモンのテストステロンには筋肉増強剤のような働きがあり、いわゆる「ドーピング」に使用されることもあるのです。

実際に、男性ホルモン補充療法を行なった人は筋肉がつきやすくなります。私の患者さんにも、補充療法を行なって、ゴルフの飛距離が伸びたという方がいらっしゃいます。

また、**筋肉を増やすと男性ホルモンも増えます。**そのため、筋トレをしっかり行なうことによって男性ホルモンを高めていくことも可能。筋肉隆々のボディビルダーのような人は、みな男性ホルモンの数値が高値を示します。

なお、コレステロールは男性ホルモンの材料になっているわけであり、**コレステロールが多く男性ホルモンの分泌が多い人は、しっかりと筋肉量を保っている傾向があります。**そして、そういう人は体脂肪がつきにくい。世間では「コレステロール値が高いと脂肪がつきやすくなる」と思い込んでいる人が多いのですが、じつはこれはまったく逆だったわけですね。

では、反対に、加齢とともに男性ホルモンが減ってきたり、コレステロールが足りなくて男性ホルモンの値が落ちてきたりしたら、筋肉量はどうなるでしょう。

当然、筋肉量は減って、脂肪はつきやすくなります。典型的なのは、中高年の肥満男性の体型です。**男性ホルモンが減少してくると、筋肉が落ちて脂肪がたまりやすくなるため、おなかが突き出て肩や**

背中が丸まった体型になってくることが多くなります。これにより、「いかにも覇気のない萎《しお》れた中高年」というフォルムが出来上がってしまうわけですね。

さらに、筋肉量減少という問題は、高齢になるとともにより深刻な影響をもたらすようになります。

みなさんご存じのように、筋肉は齢を重ねるとともに減り、70代くらいになると減少スピードがグッと加速してくることが少なくありません。80歳になると太ももの筋肉量が30歳のときの3分の1になってしまうという報告もあるのです。

それに、筋肉量減少が進むと**「サルコペニア（筋肉減少症）」**という状態に陥って、歩行などの日常運動機能に支障が現われる人も出てきます。もし、何かにつまずいたりよろけたりして転んで骨折でもしたら、そのままベッドから離れられなくなり、寝たきりや要介護になってしまうこともあるでしょう。

ですから、筋肉量減少という問題を決して甘く見てはいけないのです。そして、**この先の人生で筋肉を減少させないためには、やはり普段から肉を食べ、コレステロールをしっかり摂取して、男性ホルモンをできるだけ減らさないようにしていく姿勢が必要**となってくるわけです。

それと、食事でコレステロールを摂るだけではなく、意識的に体を動かして運動をすることをおすすめします。

先ほども述べましたが、男性ホルモンを増やして筋肉をつきやすくするには、定期的に筋トレを行なうのがベストです。もっとも、別にハードな筋トレを行なう必要はありません。とくに高齢者は、スクワットやもも上げなどの簡単な筋トレをほんの2、3分間行なうだけでも十分。それだけでも筋肉量低下に歯止めをかけることにつながるはずです。

とにかく、**コレステロールは、寝たきりを防ぐためにも重要なのだ**ということを覚えておいてください。

コレステロールが増えれば、男性ホルモンが増える。男性ホルモンが増えれば、筋肉がつきやすくなる。筋肉がつきやすい状態で運動をすれば筋肉量が増える。筋肉量が増えれば、さらに男性ホルモンが増えるし、末永く運動機能を保って寝たきりを防いでいくことができる――。

ぜひ、そういう好循環をつくり出していくようにしましょう。

9

がんのリスクを
高めてでも、
心筋梗塞のリスクを
下げたいですか?
どっちが得か、
よく考えてみよう

ここで、ひとつの研究を紹介しましょう。次ページのグラフを見てください。

これは、ハワイの住民に対して行なわれた研究の調査結果なのですが、コレステロール値が高くなると、心筋梗塞などの虚血性心疾患による死亡率が少しずつ増加し、とくに240mg／dlを超えると死亡率が急上昇していることが分かります。

ところが、一方のがん死亡率の線を見てください。コレステロール値が高くなるとともにどんどん低下していることが分かりますよね。これは、**コレステロール値が高い人ほどがんにかかりにくく、コレステロール値が低い人ほどがんになりやすい**ということを示しています。

つまり、コレステロール値が高いと心筋梗塞のリスクが高くなる

血清コレステロール値と死亡率の関係

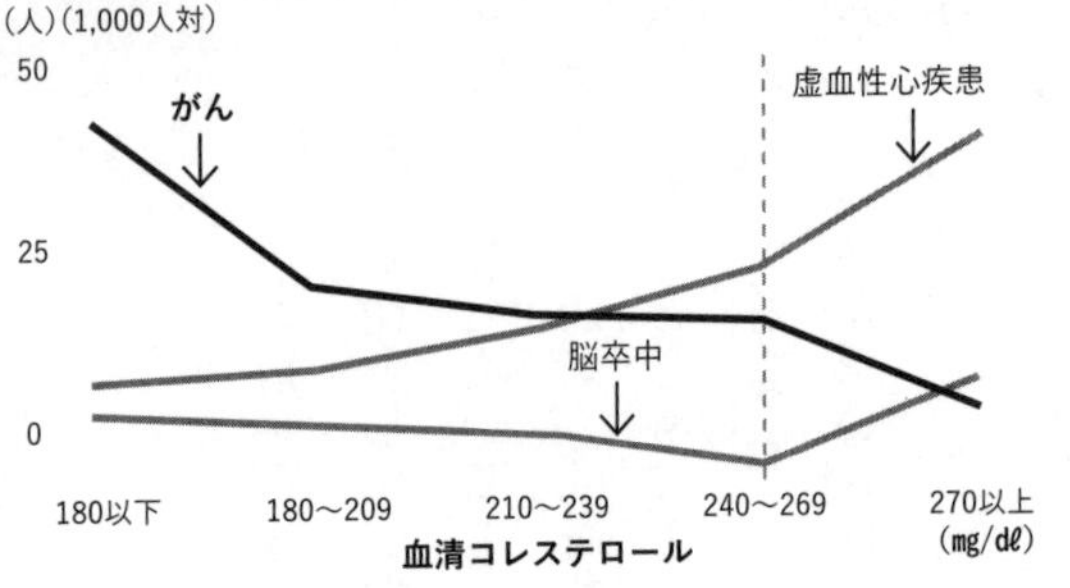

出典：Kagan A,et al:American Journal of Epidemiology 114,1981

反面、がんのリスクは下がる。コレステロール値が低いと、心筋梗塞のリスクが下がる反面、がんのリスクは上がるのです。

要するにこれは、「どっちのリスクを取りますか？」という問題。**「心筋梗塞のリスク」を取るか、「がんのリスク」を取るか**の選択が迫られているわけですね。

また、それによって、「コレステロールを控えるか」「コレステロールを積極摂取するか」の選択も迫られていることになります。

まあ、どちらを選択するかは、人それぞれ出す答えが違ってくるでしょう。心臓に持病を抱えている人であれば、心筋梗塞のリスクのほうを下げたいと思うのが当然でしょうし、遺伝素因などがあってがんが心配な人であれば断然がんのリスクのほうを下げたいと思うのではないでしょうか。

ただ、長年高齢者医療に身を置いてきた医者としてアドバイスさせていただくなら、**やはり高齢者はがんのリスクを下げるほうにウエイトを置いて、コレステロールを積極摂取していくほうが得策なのではないか**と思います。

理由はいろいろあります。高齢者の場合、すでに動脈硬化が進んでしまっている人がほとんどであり、心筋梗塞を防ぐためにいまさらコレステロールを控えたとしても得られる効果が小さいというのもひとつの理由です。また、コレステロール値が高いと本当に動脈硬化や心筋梗塞になりやすいのかに関しては、まだよく分かっていない点が多く、そういう「よく分かっていないリスク」を防ぐために大きな賭けをする必要があるのかどうかという点も理由として挙げられます。

でも、いちばん大きな理由は**「日本はがんで死ぬ国」**なのだということです。

日本人の死因のトップはがんであり、がんで死ぬ人は心筋梗塞で死ぬ人の10倍以上もいます。この数字だけでも、「がんのリスクを下げるために、コレステロールの積極摂取に舵《かじ》を切ったほうがいい」という十分な理由になりますよね。

欧米のように心筋梗塞で死ぬ人が多い国であれば、心筋梗塞のリスクを重く見てコレステロール値を減らす選択をするのもアリだと思います。もっとも、心筋梗塞の死亡率の高いアメリカのような国でさえ、近年の「コレステロール値が高いほうが長生き」といった疫学調査の結果を受け、「コレステロール値が高いのは必ずしも悪いことじゃないんじゃないか」という方向へと路線をシフトするようになってきています。

そういうふうに「コレステロール値が高いことを容認したり支持したりする傾向」は世界的に高まってきていますし、なにしろ日本では、心筋梗塞で死ぬ人は少なく、がんで死ぬ人のほうが圧倒的に多いのです。こうしたもろもろの背景を考えあわせれば、「心筋梗塞のリスクとがんのリスクのどちらを取るか」という問題に対し、日本の高齢者が選ぶべき道はおのずと決まってくるのではないでしょうか。

うつ病、免疫力低下、意欲低下、ED……多くのリスクを抱えてもコレステロールを下げるべきか？

それに、天秤《てんびん》にかけて考えるべき対象は「がん」だけではないのです。

この章では「コレステロールという物質がいかにわたしたち人間に大きな恩恵をもたらしているか」という点を中心に見てきました。

ここまででお分かりのように、コレステロール値が低くなってしまうと、がん以外にも「うつ病になりやすくなる」「免疫力が下がる」「意欲が失われる」「EDになりやすくなる」「美容や若々しさが失われる」「老化が進みやすくなる」といったさまざまなリスクが生じることになるわけです。

だから、みなさんは、**「自分はがんのリスクを高めてでも、心筋梗塞のリスクを下げたいのか」「自分はうつ病、免疫力低下、意欲低下、ED、老化進行などの多くのリスクを背負ってでも、心筋梗塞のリスクを下げたいのか」**という点をよくよく考えたうえで答えを出すべきでしょう。

ぜひ、自分はこれから先の人生でどういう生き方をしていきたいのかを見据えたうえで、自分はどのリスクを受け入れてどのリスクを防いでいくべきなのかを考えていくようにしてください。

もちろん私は、これからも「コレステロールを積極摂取して高めの値をキープしながら、アクティブな人生を送る道」を突き進んでいくつもりです。「元気と若さの源泉・コレステロール」の恩恵を十分に受け取って、これからの人生に活かしていきたいと思っています。

ぜひみなさんも、どっちが得か、どっちが損かをよく考えて、後悔のない選択をするようにしてください。そして、その自分の選択をこれからの人生に活かしていくようにしてください。

第2章

コレステロールを薬で下げる必要はない！

「脂質低下薬が要らない」これだけの理由

10

コレステロールがもたらす害は、歳をとるほど減っていく。
コレステロールがもたらす恩恵は、歳をとるほど必要になってくる！

いまの世の中では、医者からコレステロール値が高いのを指摘され、薬を使って値を下げている人がたくさんいます。きっと、みなさんの中にも脂質低下薬を服用している方がいらっしゃることでしょう。

しかし、ここで断言しておきましょう。

高齢者の場合、コレステロール値を薬で下げるのは「百害あって一利なし」です。 誤解を恐れずに言えば、コレステロールを薬で下げるという行為が、その人の寿命を縮めることにつながっていると言ってもいいでしょう。

いったいどうしてそんなことが言えるのか。この第2章では、その理由を順序立てて述べていくことにしましょう。

そもそも、**コレステロールが体に与える害は歳をとればとるほど減ってきます。**コレステロール値が高いとよくないとされる最大の理由は「動脈硬化の原因になるから」ですが、若い時分ならいざしらず、高齢になってくると、動脈硬化を防ぐ必要性自体が薄れてくるのです。次の項目で述べますが、「もうコレステロール値を下げても下げなくても、どうせそんなに変わらないんじゃないか」という状態になってくるんですね。

一方、**コレステロールによって体にもたらされる数々の恩恵は、歳をとればとるほど必要になってきます。**

前章で述べたように、コレステロールは全身の細胞の細胞膜をつくる材料になっています。ところが、歳をとると体のあちこちで細胞が傷んだり細胞の新陳代謝が落ちてきたりするようになり、こうした細胞を補修したりつくり直したりするのに大量のコレステロールが必要になってくるのです。

それに、これも前章で述べたように、コレステロールは意欲や活力、若々しさ、性的機能をつなぎとめたり、がんやうつ病を防いだりするのにも大きな役割を果たしています。そして、歳をとってから元気や若さをキープしたり病気を防いだりしていくためにも、やはり大量のコレステロールが必要になるわけです。

つまり、コレステロールの重要性は高齢になればなるほど増してくるわけで、少なくとも**高齢者の場合は、健康診断などでコレステロール値が高いという結果が出たとしても、それを「まずい……下げなきゃ」などと思う必要はまったくない**と言っていいのです。まずはみなさん、その点をしっかりと押さえておいてください。

11

コレステロール値を薬で下げるのは、「動脈硬化」を防ぐため？でも、高齢者が動脈硬化を防ぐ必要なんてあるの？

みなさんの中には「コレステロール値を下げれば、動脈硬化にならない」と思っている方もいるのではないでしょうか。

しかし、それは大きな誤解です。コレステロールだけでなく、血圧や血糖にも言えることですが、これらの数値を薬で下げたところで、動脈硬化にならなくなるわけではありません。

動脈硬化のいちばんの促進因子は「加齢」です。これは、歳をとれば誰でも動脈硬化になるということであり、どんなに生活習慣改善をがんばっても、加齢による進行は防げません。

実際、60代で動脈硬化が進み始める人も多いですし、70代の大半は動脈硬化がかなり進んでしまっています。さらに、80代になれば、ほぼ全員、動脈硬化が完成していると言っていいのです。

では、そこでみなさんにお聞きします。とっくに動脈硬化が進んでしまっているのに、いまさらコレステロール値を下げて「予防」をがんばる必要があるのでしょうか。

私はよく引き合いに出すのですが、**高齢になってから動脈硬化を心配して予防に右往左往するのは、歳をとってシワだらけの顔になってから「シワ予防の美容液」を塗るようなもの。**すでにシワだらけのお顔であれば、美容液を塗っても塗らなくても、もうたいした変化はありませんよね。

これと同じように、動脈硬化が進んだ高齢者の場合、「コレステロール値を下げても下げなくても、もうどうせそんなに変わらないんじゃないの」というところがあるのです。つまり、高齢者にとっては、「動脈硬化を防ぐことの意味」そのものが薄れてきてしまっているということになります。

それに私は、「コレステロール＝動脈硬化の原因」という根本の言説に対しても疑問の目を向けています。この後に述べますが、近年、**「ひょっとしたら、心筋梗塞や動脈硬化は、コレステロールが原因じゃなかったのかも」**ということを窺《うかが》わせる研究や学説が増えてきているのです。もしコレステロールが動脈硬化を進ませる犯人じゃなかったとしたら、それこそ「コレステロール値を下げること自体に意味がない」ということになってきますよね。

高齢になったら、それまでの健康常識を180度切り替えなくてはならない！

もっとも、現段階の医学では、コレステロールが心筋梗塞や動脈硬化のリスクファクターであることを全否定することはできません。

まあ、コレステロール高値の人に心筋梗塞が多いのは数多くの疫学調査で分かっていることですから、若い世代や中年世代の方々は、心筋梗塞を防ぐためにも、なるべく動脈硬化を進ませないようコレステロール値にそれなりの注意を払っていくべきでしょう。若い方々や中年の方々には一応「コレステロール値を下げるメリット」があるので、あまりに数値が高いのであれば、薬を使って下げることを検討してもいいと思います。

しかし、それはあくまで「若者・中年世代限定」の話です。**高齢の方々の場合は、コレステロール値を下げてしまうと、メリットよりもデメリットのほうが大きくなる**と考えてください。

先ほども述べたように、高齢になって動脈硬化がほぼ完成した状態になると「動脈硬化を防ぐ意味」自体が薄れてきますし、歳を重ねると逆に「コレステロールが足りなくて困ること」が多くなってきます。すなわち、コレステロール値が下がることで、老化や衰えが進んだり、意欲や活力、若さが失われたり、がんやうつ病になりやすくなったりといった問題が一気に押し寄せてくるようになる。だから、高齢者にとっては、いまさら動脈硬化を防ぐよりも、こういった数々のデメリットを防いでいくほうが、はるかに重要なタスクとなってくるわけです。

とりわけ**高齢者の場合、コレステロールが足りなくなって日々を生きる元気や活力が失われてくると、身体機能や認知機能が低下して「フレイル」のリスクが増大してしまいかねません。**みなさんご存じだと思いますが、フレイルとは、心身の虚弱が進んで「寝たきり一歩手前」のような状態になること。私は、高齢と呼ばれる歳になったら、このフレイルの予防にできるかぎり力を注いでいくべきだと考えています。

要するに、**高齢になったら、もう動脈硬化予防もメタボ予防もやらなくていいから、代わりに、フレイル予防へと舵《かじ》を切りなさい**ということ。フレイルを予防するには、日々しっかり食べ、日々活発に活動して、丈夫な心身を維持していくことが第一です。そのため、私は高齢の方々に対しては、我慢や摂生なんかやめて、好きなものを好きに食べるようにすることをおすすめしています。そのうえで、コレステロール値だけでなく、血圧や血糖の値も高めにキープして、心身の元気や活力をできるだけ引き上げるような方向へとシフトチェンジしていくといいでしょう。

とにかく、**「若者・中年までの健康常識」と「高齢者の健康常識」**

とでは、もう180度やるべきことが変わるのです。私はよく、若者・中年のうちは、体の余分なものを落とす「引き算医療」でもいいが、高齢になったら、体に足りないものを足していく「足し算医療」に切り替えていくべきだと言っています。

もちろん、コレステロールに対する向き合い方も大きく変えていかなくてはなりません。すなわち、**若者・中年のうちは、体内の余分なコレステロールを下げる取り組みをしていても別に構わないのですが、高齢になったら方針をガラリと切り替えて、体内に不足しがちになるコレステロールを積極的に補う**ようにしていかなくてはならないのです。

高齢者のみなさんは、このシフトチェンジの切り替えタイミングを見失わないように、くれぐれも注意していくようにしてください。

12

そもそもの話、「コレステロール＝動脈硬化原因説」は、どこまで本当なのか？

医療や健康の「常識」には、わりと間違いやウソが含まれていて、これまで「定説」とされてきたことが新しい発見によって一夜にして覆されるようなこともめずらしくはありません。

もしかしたら、コレステロールに関しても、いずれ定説が覆る大どんでん返しがあるかもしれません。

だって、**コレステロールそのものが心筋梗塞や動脈硬化を引き起こす原因なのかどうかも、じつは完全に証明されているわけではない**のです。

先にも少し触れましたが、動脈硬化の進行にコレステロールがどう関わっているのかも、以前といまとではだいぶ専門家の見解が変わっています。

以前は、「コレステロールが血管の内側にたまる➡山のようにたまったコレステロールが血流を妨げる⬇やがてコレステロールによって血流が完全に塞がれて動脈硬化が起きる」という流れが多くの人に信じられていましたよね。しかし、最新研究によると、どうやらこれがウソであるのは明らかなようです。

動脈硬化を起こす引き金となるのは血管の炎症です。そして、動脈硬化を進ませるリスクファクターとして「100%間違いなく影響している」のは、「糖尿病」と「喫煙」のふたつくらいであり、**コレステロールの及ぼす影響は、これまで言われてきたよりもずっと小さい**ことが分かってきたのです。

これに関してはいろいろな説があり、「糖尿病」「喫煙」に加えて「コレステロールが多い」など、いくつかのリスクが重なると動脈硬化が進みやすくなると唱える人もいます。ただ、その場合も、コレステロールが担っているのは「糖尿病」や「喫煙」といったリスクを後押しする「応援部隊」のようなサブ的役割なのではないかと考えられています。

つまり、**たとえコレステロールが動脈硬化の進行に関わっているとしても、「主役」ではなく、せいぜい「脇役」がいいところ。**少なくとも、「コレステロールが動脈硬化を進ませる単独犯である」といった考え方は、いまの医学ではほぼ否定されたと言っていいのです。

コレステロールは「善」なのか「悪」なのか？じつはよく分かっていないことだらけだった

それと、「もしかしたら、コレステロールは動脈硬化や心筋梗塞と関係していないんじゃないか」ということを思わせる研究材料があります。いわゆる**「フレンチ・パラドックス」**です。

アメリカ、ドイツ、イギリスなど、肉を多く食べている国では心筋梗塞で多くの人が死亡しています。このため、アメリカなどではコレステロールがさんざん悪者扱いされてきたわけです。ところが、これらの国と同様に肉を多く食べているフランスやイタリアでは心筋梗塞による死亡が少ない。なんと、フランスやイタリアは、心筋梗塞死亡者がアメリカの3分の1~2分の1程度なのです。いったいこの矛盾は何なのか。**「ひょっとしたら、心筋梗塞はコレステロールが原因ではないんじゃないのか?」**という疑問が向けられるのも当然ですよね。

この「フレンチ・パラドックス」は、世界中の研究者の議論の的になり、フランスやイタリアはワインの消費量が多いため、ワインに含まれる抗酸化物質のポリフェノールが心筋梗塞を抑えるのに役立っているのではないかとも言われています。また、フランスやイタリアではワインだけでなく魚介類の消費量も多いため、魚介類に含まれる脂肪成分が心筋梗塞を防ぐのに役立っているのではないかとも言われています。

そういえば、以前はウニやイカはコレステロールが多いからあまり食べないほうがいいと言われていました。ところが、最近は魚介類に含まれるコレステロールは体にいいという説が有力になってきていて、いまや「ウニやイカに含まれるコレステロールはむしろ心筋梗塞の予防になる」ということまで言われるようになってきました。これなども、健康常識がわりと簡単に覆るという好例かもしれませんね。

ともあれ、この「フレンチ・パラドックス」の話からも分かるように、**コレステロールに関しては、いまだに「よく分かっていないこと」が多い**のです。

「コレステロールがどこまで動脈硬化や心筋梗塞に関与しているのか」も完全には分かっていないし、「コレステロール値がとんでもなく高いとどんな害が現われるのか」もよく分かってはいません。「動脈硬化進行中の人のコレステロール値が高くなると病気進行を後押しするのか」もよく分かっていないし、「コレステロール値が高い人が本当に早死にしているのかどうか」さえ、ちゃんと分かっていることではないのです。

つまり、分かっていないことだらけ。逆から言えば、これまでわたしたちは「こんなにも分かっていないことだらけの不確かな情報」

にさんざん踊らされてきたことになります。過去、コレステロールの摂りすぎを控えようと、食べたいものを我慢してきたような方々は、怒りさえ覚えるかもしれませんね。

ただ、ひとつたしかな情報として言えるのは、**「コレステロールはそんなに悪者ではない」という考え方が世界規模で主流になってきた**ということでしょう。ひと昔前まではコレステロールを目の敵のようにしていた心筋梗塞大国・アメリカでさえ、最近はコレステロール擁護派に転身し、「コレステロールが高値でも薬で下げないように」という指針を出すようになってきています。

ぜひみなさんも、こうした潮流を踏まえつつ、古い常識を疑い、新しい情報に耳を傾けて、コレステロールと正しくつき合っていくようにしてください。

13

日本はがんで死ぬ国。
「コレステロール値を
薬で下げる医療」に
いつまでもこだわっていたら、
がん死亡者が
増えてしまうことに……

「コレステロール値が高いのは健康によくない」というのは、もともとアメリカから入ってきた考え方です。

前の項目でも触れたように、アメリカでは心筋梗塞死亡者がたいへん多く、その原因としてコレステロールが犯人扱いされ、やり玉に上げられるようになったのです。そして、数十年前、その考え方が日本に並行輸入されてきたわけですね。

しかし、アメリカと日本では、食習慣や疾病構造も異なるし、人種的・体質的違いもあります。アメリカの方針をそのまま当てはめるのはいかがなものでしょう。とりわけ、ここで強調されるべきは、**アメリカは心筋梗塞が多いにしても、日本では少ない**という点です。

日本人の死亡原因のトップはがんです。先にも述べたように、コレステロール値が高いと、心筋梗塞死亡率は増えますが、がん死亡率は減っていきます。コレステロール値を下げれば、心筋梗塞死亡率は減るにしても、がん死亡率は増えます。日本の場合、いつまでもコレステロール値を下げる医療にこだわっていると、ただでさえ多いがん死亡者をいっそう増やすことにつながりかねません。

私は、**日本のように心筋梗塞が少なくがんが多い国では基本的にコレステロール値を下げる必要はなく、むしろ高めの値をキープしたほうがいい**と考えています。とくに高齢者は肉などを積極摂取して値を上げていくくらいのほうがいいのです。

ところが、日本では、若者や中年だけでなく高齢者に対しても「コレステロール値を薬で下げる医療」を当たり前のように行なっています。「コレステロール値は高めのほうが長生き」「コレステロール値を薬で下げる必要はない」といった議論があることは厚労省や関連学会の人たちの耳にも届いているはずなのですが、日本のコレステロール医療が変わる気配はいまのところありません。

むしろ、先に変わり始めたのはアメリカのほうです。

アメリカは、かつては「コレステロール悪者説」の急先鋒でしたが、「コレステロールは高めのほうが長生きする」などの研究が出て以来、態度を大きく改めてきています。先述したように、最近は「コレステロール値が高くても薬で下げる必要はない」という指針を発表するほどに変わってきているのです。

こういう柔軟性がどうして日本にはないのか。よく、一度始まった公共事業はそれがどんなに不合理でもなかなか止められないと言いますが、おそらく日本の医療界にもそれと同じような「融通の利かない愚か者体質」が蔓延《まんえん》してしまっているのかもしれませんね。

14

コレステロール値は、高くても放っておくのがいちばん。どうしても心配なら、「心臓ドック」を受けなさい

私は、**コレステロール値は、多少高くても何もせず放っておくのがいちばんいい**と考えています。

とくに高齢の方々は、医者から「コレステロール値が高いですね。下げるお薬を出しておきましょうか？」なんて言われても、首を縦に振らないほうがいい。まあ、心臓の持病を抱えていたり、遺伝的病気の影響で異常なレベルで値が高かったりするのであれば話は別ですが、そうでない限りは、脂質低下薬を使うのは避けておくほうが無難でしょう。

みなさんも、高齢者がコレステロール値を下げたときのメリットとデメリットを比べれば、デメリットのほうがはるかに大きいということにもうお気づきのはずです。

メリットという点では「心筋梗塞や動脈硬化のリスクを減らすこ

と」が挙げられますが、高齢者の場合はすでに動脈硬化が進んでしまっているので、いまさらコレステロール値を下げても微々たる効果しか得られません。それに対してデメリットのほうは、老化促進、意欲低下、免疫力低下、がんやうつ病にかかりやすくなる、性欲低下、ＥＤ、筋肉量低下……といったように、挙げ始めたらキリがないくらいにあります。こういった「得られるメリット」と「失うデメリット」を天秤にかければ、どちらを選んだほうが得かは明白なのではないでしょうか。

しかも、コレステロール値を薬で下げるほうを選んだ場合、「薬による副作用」というデメリットがあることも考えに入れておかなくてはなりません。この後くわしく述べますが、じつは「スタチン」**をはじめ脂質低下薬はかなり副作用が多いことで知られていて、長**

年にわたってひどい筋肉痛などの副作用症状に悩まされているような人も少なくないのです。

ですから、健康診断などでコレステロール高値を指摘されたとしても、「下げよう」なんて思わずに、放置を決め込むのがいちばん。私もLDLコレステロール値が200mg／dℓくらいありますが、ずっと何もしないままほったらかしです。おかげで心身ともに快調で、日々アクティブに活動することができています。

もっとも、みなさんの中には心配性の方も少なくないことでしょう。きっと、「そうはいっても心筋梗塞が心配だ」「動脈硬化のリスクを何もせず放っているのは不安だ」という方もいらっしゃるのではないでしょうか。

そのような**心筋梗塞や動脈硬化への不安や心配をどうしてもぬぐえない方には、「心臓ドック」の受診をおすすめします。**

心臓ドックでは、心臓の冠動脈をチェックして、動脈硬化が進んで狭くなった血管を見つけていきます。そして、もし危険な部分が発見されたなら、バルーンやステントを使って血管を広げる治療を受けることも可能です。日本の心臓血管内治療の技術は世界一と言われています。たとえ治療することになったとしても、十分な情報を得ておけばリスクは少ないでしょう。

つまり、**心臓ドックを定期的に受けるようにすれば、心筋梗塞をはじめ、突然死につながる怖い心疾患を未然に見つけて防いでいくことができる**わけです。

私は、動脈硬化や心筋梗塞の対策は、コレステロール、血圧、血糖などを下げる薬を飲むよりも、心臓ドックを受けるほうがはるかに合理的で効果が高いと考えています。

だって考えてみてください。薬を飲んだとしても動脈硬化や心筋梗塞の危険が去るわけではありません。一方、心臓ドックであれば、動脈硬化が進んだところがあるかどうかをチェックして、問題が見つかれば実際にその危険を除去してくれるのです。そうすれば、少なくともしばらくは動脈硬化や心筋梗塞の危険を気にすることなく安心していられますよね。

それに、心臓ドックを受けて動脈硬化や心筋梗塞の不安を払拭してしまえば、コレステロール値を気にする必要もなくなります。きっとみなさんも、（たとえコレステロール値が高くても）胸を張って堂々と放置しておくことができるようになるのではないでしょうか。

15

女性に脂質低下薬は不要。
中高年女性の大半が、
「病気」ではないのに
「病気」にされて
しまっている……

日本には中高年の女性にもコレステロールを下げる薬を飲んでいる人がたくさんいます。みなさんの中にも医者から高値を指摘され、言われるまま脂質低下薬を飲んでいるご婦人方が多いのではないでしょうか。

しかし、じつはその薬、飲む必要がないものなのです。

そもそも、**女性に対してコレステロール値を下げる薬が処方されているのは日本だけ**です。欧米では「女性に脂質低下薬は不要」というのが常識。たとえ糖尿病であっても、欧米では女性にコレステロール値を下げる薬は処方されません。

女性はもともと男性よりもコレステロール値が高めなのですが、その割に心筋梗塞が男性の4分の1程度しかありません。要するに心筋梗塞のリスクが低く、コレステロール値を下げるメリットがほぼないようなものなのです。

では、どうして日本では女性に薬を出してコレステロール値を下げているのか。じつは、それは検査値の線引き上、「要医療」に振り分けられているだけの話で、**本当は病気ではないのに病気にされてしまっている**からなのです。

女性には閉経すると女性ホルモン分泌が低下する影響でコレステロール値が上がってくるケースが多く見られます。ただ、これに関しては、ホルモン変化に対応して体を守っていくための自然な反応であると考えられています。つまり、閉経後の中高年女性のコレステロール値がじわじわと上がってくるのは、「病気によるもの」ではないわけですね。

ところが、日本の現行の検診システムでは、もともとコレステロールの基準値が低く設定されているうえ、性差による違いがあまり考慮されていません。このため、閉経後、じわじわとコレステロール値が高くなってきた中高年女性たちは軒並み「要医療」に引っかかってしまうことになる。そして、その数値だけで高脂血症や脂質異常症という診断が下され、コレステロール値を下げる薬が処方されているのです。要するに、中高年女性の大半が、本当は病気ではないのに病気に振り分けられ、本当は飲む必要のない薬を飲まされているというわけです。

これまで述べてきたように、コレステロールはわたしたちにさまざまな恩恵をもたらしてくれる物質であり、**不必要な脂質低下薬を飲まされている女性たちは、そのせっかくの恩恵を薬によって強奪**

されているようなものでしょう。しかも、この後に述べるように、コレステロール値を下げる薬にはさまざまな副作用があり、それを飲まされている女性たちは、その副作用の危険にもさらされていることになります。言わば、自分にとって何のメリットもない薬を飲むことで、非常に多くのデメリットを背負わされていることになるわけですね。

ですから、脂質低下薬を飲まされている中高年女性のみなさんは、もっと怒ったほうがいいと思います。少なくとも自分に対してコレステロール値を下げる薬を処方しようとする医師に対し、「この薬、女性には必要ないのに、どうして飲む必要があるんですか」と、ちゃんと説明を求め、処方を固辞するようにしていくべきではないでしょうか。

問題の多い「基準値」によって、「病気」か「健康」かを割り振られる愚かしさ……

そもそも、**「病気」か「健康」かは、検査値で決まるわけではありません。**

日本の医療システムのもっとも大きな誤りは、「検査値が基準値内に収まること＝健康」にしてしまったことです。基準値というものは、健康と考えられる人の数値を調べて、その95％が該当する範囲の統計データから割り出されています。その枠内に収まったら「健康」、収まらなかったら「病気」というわけです。

しかも、その基準値は、決して絶対的なものではなく、主張する学会によって大きく差があったり、同じ学会でもたびたび変更されたりしています。それに、たくさんの人を「病気」に割り振って、よりたくさんの薬を売りたいという魂胆《こんたん》があるせいか、日本の基準値が欧米の基準値よりもかなり低めに設定されているのもよく知られているところです。

さらに、私がさんざん主張してきていることですが、薬を用いて無理に「基準値内」に数値を下げると、かえって下げすぎになり、心身に不調が現われるケースが多くなります。これは、血圧、血糖値、コレステロール値のどれについても言えることです。

だから、基準値なんて基本的に何のアテにもならないものと思っておくほうがいいのです。中高年女性のコレステロール値の問題と同様に、**本当は病気でも何でもない健康体なのに、数値が基準枠内からはみ出ただけで「病気」のレッテルを貼られている人は大勢い**

ます。大もとの基準の設定根拠がかなり怪しいうえ、その基準に当てはまらなかったというだけで病人扱いされ、不必要な薬を出されたのではたまったものではありませんよね。

結局、検査数値が基準値外だったからといって病気が確定するわけでもないし、検査数値が基準値内に収まっているからといって健康なわけでもないのです。そう考えれば、**健診数値に一喜一憂することがいかに無意味か**もお分かりいただけるでしょう。

とにかく大事なのは、「基準値」を診断根拠にしている医療に対して、十分に注意を払っていかなくてはならないということ。コレステロール値が高い中高年女性の方々はもちろんですが、わたしたちがいまの日本で健康を守り抜いていくには、誰もが医療を疑う姿勢を持つことが必須なのです。

16

ちゃんと知っていますか？脂質低下薬の「重大な副作用」

みなさんの中にはすでにコレステロール値を下げる薬（脂質低下薬）を飲んでいる方も多いことでしょう。そんなみなさんにお聞きしますが、薬を飲み出して以降、体調不良が気になることはありませんか？

いや、別に脅かしているわけではありません。でも、**薬の副作用についてくわしいことを医師から知らされておらず、事の重大性を知らないままコレステロール値を下げる薬を服用している人も結構少なくない**のです。

脂質低下薬では、ほとんどの場合「スタチン系薬剤」が用いられます。スタチン系薬剤は、コレステロールなどの脂質異常を改善して、心筋梗塞のリスクを減らすことが報告されているのです。

ただ、スタチンは副作用の多い薬剤としても知られています。とくに目立つのは、筋肉系の副作用。ひどい肩こりが続いたり、あちこちの筋肉痛が治まらなかったり、筋力が落ちて力が入らなくなったり……。いっこうに症状が治まらないのでよく調べてみたら、代表的な脂質低下薬であるスタチンの副作用だったという話をよく聞きます。

なお、筋肉系の副作用でとくに重大とされているのが**「横紋筋融解症」**《おうもんきんゆうかいしょう》です。これは簡単に言うと「筋肉が溶けてしまう症状」。スタチンは肝臓に働いてコレステロールの合成機能そのものを阻害するのですが、同時に脂肪からつくられるケトン体というエネルギー源の合成をも阻害します。このケトン体が不足してくると、ケトン体の代わりに筋肉のたんぱく質がエネルギー源として使われるようになって、それで筋肉がどんどん溶け出していってしまうようになるわけです。

横紋筋融解症は、最初は筋肉痛として発症して、進行すると尿がチョコレート色になってきます。これは尿へ筋肉が溶け出している証拠。いっそう症状が進んでくると、筋肉量が減り、だんだん体に力が入らなくなってきて、歩行などの日常生活機能にも支障をきたすようになります。

さらに、**筋肉系以外のスタチンの副作用では、「肝機能障害」「黄疸《おうだん》」「血小板減少」などが挙げられます。**それに、直接的な副作用というわけではありませんが、薬の服用によってコレステロール値が下がってくると、意欲低下、疲労感、うつ症状、集中力や記憶力の低下、EDなどの性機能障害、睡眠障害、がん罹患《りかん》リスク上昇といったさまざまな問題も生じやすくなります。

いかがでしょう。こういった副作用があることを知ると、脂質低下薬を服用するのが怖くなってきたという方もいらっしゃるのではないでしょうか。

もちろん、脂質低下薬・スタチンを服用している人のすべてに副作用が現われるわけではありません。それに、多くの利用者の中には、本当に薬でコレステロール値を下げたほうがいい患者さんがいることも事実。コレステロール値が異常に高い場合や、心臓の病気を抱えていて心筋梗塞を起こすリスクが非常に高い人の場合は、スタチンを服用して数値を下げたほうがいいでしょう。

ただ、それ以外の方の場合は、**医者から「コレステロール値が高いからお薬を出しておきましょうか」と言われたら、十分に警戒し**

てかかったほうがいいと思います。

スタチンに限らず、どんな薬にも副作用はつきもの。副作用のない薬はありません。

ですから、処方された薬にどんな副作用があるかくらいは事前にチェックしておくべきでしょう。医師や薬剤師に確認をしたり、インターネットで医薬品の添付文書を調べたりすればすぐに分かるはずです。

とかく日本人は「薬好き」と言われ、医師から処方される薬をやみくもに信用してしまうところがあります。しかし、その薬が健康に害をもたらすことだってあるのです。とくにコレステロール値が高いことを指摘されているご高齢のみなさんは、このことを十分に心に刻んでおくようにしてください。

17

血管を強く太くするには、コレステロールをしっかり摂るのが正解だった!

みなさんは、日本人の血管が昔に比べてかなり丈夫になっていることをご存じでしょうか。じつは、脳出血が大幅に減ったのは、昔よりも食生活や栄養状態が大幅に改善されて、血管が「強く太く」なったせいなのです。

たとえば、戦後から1960年代までは、血圧160くらいで血管が破れ、脳卒中で倒れる人がめずらしくありませんでした。当時の日本人の食生活はまだまだ貧しく、たんぱく質が不足気味で栄養状態がよくなかった。そのため、血管がもろく、破れやすかったと考えられているのです。

一方、**現代では、血圧が200くらいあったとしても血管が破れることはそう滅多にありません。**高度経済成長期以降、日本人の食生活は飛躍的に向上し、肉などのたんぱく質を豊富に摂るようになりました。それにより、血管の壁が強化され、昔よりもずっと破れにくくなったのです。その証拠に、「脳出血」(脳卒中のひとつで、血管が破れることで発生する)になる人は、昔に比べて劇的に減少しています。

そして、**これほどまでに血管が丈夫になったのは、コレステロールがたくさん入ってくるようになったおかげ**だと解釈することができるのです。

先にも述べたように、コレステロールは体中の細胞の細胞壁をつくる材料であり、血管壁を形成する細胞にもコレステロールが使われています。すなわち、肉を食べ、コレステロールをふんだんに使えるようになったおかげで血管の細胞が強化され、血管が強く、太く、丈夫になったというわけです。

だから私は、脳卒中や心筋梗塞を防ぐためにも、コレステロールをしっかり摂取して血管を丈夫にしていくべきだと考えています。あくまで私の個人的な見解ですが、**これまで多くの人は動脈硬化を防ぐため、コレステロールを減らすことで血管を守ろうとしてきました。でもこれからは、まったく逆の発想で、肉を食べ、コレステロールをしっかり増やすことによって血管を守っていくほうがいい**のではないかというわけですね。

何度も言いますが、医療や健康の世界では、これまで当たり前とされてきたことが180度覆ることがめずらしくありません。近年の「コレステロール復権」の世界的な流れを見ていると、私は、近い将来、「血管の健康を守るためにしっかりコレステロールを摂りましょう」という時代が到来する可能性が十分にあると思うのです。

18

血圧や血糖値が高めで
不安になるのは
仕方ないけれど、
コレステロール値は
「かなり高め」でも大丈夫！

先にも述べたように（11ページ）、私のLDLコレステロール値はだいたい200mg／dℓくらいあります。一般的な基準値を大幅にオーバーしているわけですが、私には、これを「下げよう」とか「どうにかしよう」という気持ちがまったくありません。

むしろ、「よしよし、これくらい高いほうがいいな」と思っていて、コレステロール値が高いことを心配するという考え自体が欠如してしまっているのです。

そもそも**「コレステロール値を高いまま放っているとどんなことが起こるのか」はまだよく分かっていません。**心筋梗塞のリスクが高まるとしても、「じゃあ、どれくらいコレステロール値が高くなると心筋梗塞が起こりやすくなるのか」に関しては、よく分かっていない。すなわち、コレステロール値が300とか400あったとしても、それによって心筋梗塞の危険がどの程度高まるのかは、少なくとも日本では不明なわけです。

しかも、私の場合、定期的に心臓ドックを受けて、心臓をとりまく冠動脈の状態をチェックしていますので、心筋梗塞に関しては現時点では心配する必要がないことが分かっています。そうやって心筋梗塞のリスクを潰してしまうと、「コレステロール値が高いことを心配する理由」がほぼなくなってしまうのです。反対に、これまで述べてきたように、「コレステロール値が高いことを大いに歓迎する理由」はたくさん持っているんですけどね。

とにかく、私は、ＬＤＬコレステロール値が２００あっても、それを心配するという気持ちはゼロ。だから、もう何の躊躇《ちゅうちょ》も気がかりもなく、日々平然と放置しています。

そして私は、こういった**「あまり心配しなくていい点」が、コレステロールの〝長所〟**だと考えています。

これが血圧や血糖値であれば、「数値が高くても何もせずにほったらかし」というわけにはいきません。血圧も、血糖値も、あまりに値が高ければ心配せざるを得ないことが出てきます。

血圧に関しても血糖値に関しても、私は基準値よりも「ちょい高め」をキープしていくことをすすめています。とはいえ、べらぼうに高い数値を放置するのはかなり危険な気がします。重症レベルの高血圧や高血糖を放っていたら、血管にも相当な負担がかかり、さまざまな重大疾患を招く原因になると考えられます（これも大規模調査がないので、確実とは言えませんが……）。

実際に、私自身、重症レベルで高かった血圧や血糖の数値を薬や運動の力を借りて下げています。血圧はかつて220㎜Hgもあったのですが、いまは降圧剤を飲むことで170くらいにコントロールしていますし、血糖値のほうも、かつて600㎎／㎗もあったのを300以下に抑え、300を超えたときのみ、血糖値を下げる薬を飲んでコントロールしています。

もちろん、「血圧170」「血糖値300」というのは、私という個人が快適でアクティブな毎日を過ごすために必要な数値であり、一般の方々からすれば驚くくらいに高い値だと思います。

ただ、それはさておき、ここで言いたいのは、**「血圧高めでOK」「血糖値も高めでOK」と推奨している私でさえ、「あまりに血圧が高すぎる状態」や「あまりに血糖値が高すぎる状態」を心配してい**

るという点です。この両者に関しては、あまりに数値が高いのを無視して野放図に管理していくわけにはいかないのです。

一方、コレステロールの場合、数値がかなり高かったとしてもこうした心配をあまりせずに済む。つまり、血圧や血糖値に比べて、だいぶ気がラクなんですね。

言い方を変えれば、血圧や血糖値はあまりに高いと心配になるのも仕方ないけれど、**コレステロール値に関しては、かなり高くても心配しなくても大丈夫**だということ。

たぶん、みなさんの中には血圧や血糖値を高めにキープすることに対しては、高いハードルを感じて二の足を踏んでいる方もいらっしゃるかもしれません。でも、そういうみなさんも、コレステロール値を高めにシフトすることに対しては、そんなに高いハードルを感じることなく、わりと気楽に取り組めるのではないでしょうか。

ですから、**血圧、血糖値、コレステロール値のすべてが高いという方は、手始めにコレステロールは高めでいいやと思うことからスタートすると薬が減らしやすい**かもしれませんね。

とにかく、高齢者にとってコレステロール値が高いのは、決して心配するようなことではなく、むしろ歓迎すべきことなのです。みなさんも、コレステロール値が高くなってきたとしても、「下げよう」なんて気持ちを起こさないでください。ましてや「薬で下げよう」なんて考えを起こしてはいけません。

コレステロール値はかなり高くたって問題ないのです。ぜひ、気楽に構えて、堂々と胸を張って放っておくようにしましょう。

第3章

コレステロールや中性脂肪は、気にせず摂っても大丈夫!

「脂の新常識」を
身につけて、
脂ギッシュで元気な
年寄りを目指そう!

19

コレステロール値は、
肉や卵を減らしても
下がらない。
けれど、コレステロールが
不足している場合は、
食事で増やすしかない！

コレステロールが悪者とされていた時代は「肉の脂身はコレステロールが多いから食べないほうがいい」とか「卵はコレステロールが多いから1日2個までにしよう」といったことがさかんに言われていました。もしかしたら、いまでもそういうことに気をつけて、口から入るコレステロールを減らそうとしている人もいらっしゃるかもしれません。

しかしみなさん、**「食べ物からコレステロールを減らそう」という努力は、ほとんど無意味**であることをご存じでしょうか。肉や卵を減らしたところで、健康診断のコレステロール値にはほぼ何の変化も現われないのです。

そもそも、体内のコレステロールはほとんどが肝臓でつくられています。食事によって口から入ってくるコレステロール量は1日約

0・3〜0・5g程度にすぎません。そのため、食事のコレステロール摂取量を減らしたとしても、血液中のコレステロールの値にはほとんど変化が現われないわけですね。

まあ、これまで述べてきたように、コレステロールは人の体の維持に不可欠な物質であり、もともと食事で減らす必要性なんてないわけですが、たとえ食事を工夫して摂取量を減らしたにしても、体にはものすごく微々たる変化しかもたらすことができないのです。

ただ、このことを知って疑問を持つ方もいらっしゃるのではないでしょうか。

それは「食事によってコレステロールを減らせないなら、食事によってコレステロールを増やすこともできないんじゃないの?」「和田さんはよく、肉を食べてコレステロールを摂りなさいって言ってるけれど、それはコレステロール値を上げることにつながっているの？」といった疑問です。

疑問を持たれるのはもっともですが、じつは、**コレステロールという物質は、「体内に足りなくなってきたときには食事で増やすしかない」**のです。

先ほど述べたように、コレステロールの大部分は肝臓で生産されているのですが、**この肝臓の「コレステロール生産力」は歳をとるとともにじわじわと低下してきます。**高齢になると細胞修復や代謝維持のためにたくさんのコレステロールが必要になってくるのにもかかわらず、体内でつくられるコレステロール量はじわじわと減ってくるわけです。しかも、肝臓でつくられるコレステロールを薬剤などで増やす方法はいまのところありません。

すると、当然、肝臓でつくられるコレステロールだけでは必要量をまかなえなくなってきますよね。そういう不足状況が生じると、もう外からの食事でコレステロールをプラスしていくしか方法がなくなってしまうのです。

それに、歳をとってくると、肝臓で生産されるコレステロールの大部分が「体の代謝維持」「細胞修復」「細胞のターンオーバー促進」といった体のメンテナンスの材料として消費されてしまうようになります。すなわち、**肝臓でつくられるコレステロールは、「体を維持していくための基本的な修復工事分」だけでほとんどすべて売り切れになってしまう**わけです。

そうなると、男性ホルモンを生成したり免疫細胞を強化したりといった、いわゆる「元気や活力を生み出す分」のコレステロールが不足してしまうことになります。高齢になると元気や活力がなくなってくるのは、じつは「この部分のコレステロールが十分足りていないせい」であることが多いのです。

そして、だからこそ、**高齢になって以降は「この元気や活力を生み出す分のコレステロール」を食事で摂って補っていかなくてはならない**のです。

つまり、肉、魚、卵など、コレステロールが多い食品を積極的に摂って「元気と活力の素」を体内に取り入れていきましょうというわけですね。

みなさん、歳をとってからこそ食事でのコレステロール摂取が大切な理由、お分かりいただけたでしょうか。

20

誤解していませんか？ コレステロールの多い食品を食べても太ることはありません

一般の方々には、「コレステロールが多い食べ物をたくさん摂っているとで太る」というイメージを持っている人も少なくありません。おそらく、「コレステロールが多い⬇脂肪分が多い⬇太りやすい⬇健康に悪い」という**マイナスイメージを頭の中で勝手につくり上げてしまい、なんとなくコレステロールが多い食品を敬遠してきた**という方も多いのではないでしょうか。

しかし、これは大きな誤りです。

だって考えてみてください。前の項目で述べたように、コレステロールの大部分は肝臓でつくられていて、食事で体内に入るコレステロールを減らしても血中のコレステロール値にはほとんど影響がないのです。それを考えれば、「太るほどの影響をもたらさない」ということがお分かりでしょう。

それに、脂肪分が高いものを多く摂っていると太るというのも誤りです。**肉や揚げ物などの脂っこい料理には、コレステロールだけでなく中性脂肪も多く含まれていますが、中性脂肪の多い食事を摂ったから太るということはありません。**食事で摂取した中性脂肪は、小腸で分解されてカイロミクロンという物質になるのですが、カイロミクロンが血液中に入るとかえって脂肪吸収が抑えられることになります。すなわち、「脂肪分の多いものを摂っているから体脂肪が増える」とは限らないわけですね。

では、体脂肪が増える原因、太る原因となっているのはいったい何なのか。その原因は炭水化物などの糖質です。

ご存じの方も多いと思いますが、体内に入った糖質はブドウ糖に分解され、その一部はグリコーゲンとしてストックされます。残りのブドウ糖は体や脳を動かすエネルギーとして使われるわけですが、糖質を摂りすぎていたり活動量が少なかったりすると、血液中にブドウ糖が余ってしまうことになります。そして、この余ったブドウ糖が中性脂肪というかたちに変えられて体内の脂肪組織にたまっていくのです。つまり、**日々糖質を摂りすぎていると、血液中の余剰ブドウ糖がどんどん中性脂肪に変えられて、おなかや太ももなどの気になる部分にたまっていく**わけですね。

もっとも私は、高齢者の場合、基本的に太るのを避けることなく、どんどん食べてしっかりカロリーを摂っていくべきだと考えています。これについては次の項目で述べることにしましょう。

ともあれここでは、**コレステロールや中性脂肪を多く摂っても決して太る原因にはならない**ということを押さえておいてください。

21

歳をとったら「小太りくらい」がベスト。健康長寿を目指すなら、やせてはいけない！

いかに体重を減らさず「ちょっと太め」を維持するか――。

私は高齢者が健康長寿を実現していくには、それがいちばんのカギになると考えています。

驚く方もいるかもしれませんが、**「少し太めの人のほうが長生き」というのは、世界の医学では疑う余地のない学説**です。なにしろ、世界中多くの国々のどこを調べても、「やや肥満な人がいちばん長生きする」という統計データが出ているのですから。

ＢＭＩ（ボディ・マス・インデックス：体重kg÷［身長ｍの２乗］）は、22が「標準体型」とされていますが、もっとも長寿になるのは、それよりも太めのＢＭＩ25～30くらいです。逆に、ＢＭＩ18・５未満のやせ型になると死亡リスクが大幅にアップします。

そう言えば、高齢患者さんを診てきた私の経験でも、やせ型の方には早く亡くなる方が多く、ぽっちゃりした感じの方には長生きする方が数多くいらっしゃいました。**高齢者の場合、太めなことは栄養状態がいいことの証しであり、歳をとればとるほど「太めなこと＝よいこと」であると考えていくほうがいい**のです。

ところが、日本のメタボ健診では、ＢＭＩが25〜30になると軽度肥満と見なされて減量をすすめられます。せっかく「理想的な小太り」なのに、やせろと指導されるのです。最近ようやく「高齢者の場合は少しＢＭＩ高めのほうがいい」と指導指針が修正されるようになってきましたが、ろくに知れ渡っていないのが現状。もし高齢者が「メタボにならないようにしなきゃ」とやせてしまったら、逆に寿命を縮めることになりかねません。

決して大げさではなく、高齢者がやせるのはたいへん危険です。歳をとると食事量の減少とともにやせてくるケースが多く、やせるとてきめんに筋肉量が落ちてしまいます。すると、体力や運動機能が一気に衰えて転倒や骨折を起こしたり、食べ物を飲み込む力が弱って誤嚥性肺炎《ごえんせいはいえん》を起こしたりすることが多くなるのです。さらに、そうしたトラブルを機に入院でもすれば、いっそう筋力や体力が落ちて衰弱への道を突き進むことになってしまいます。

ですから、**高齢になったらやせてはいけません。もちろんダイエットも厳禁。**健康なまま長生きしたいのであれば、体重を減らしたりやせたりしないように重々注意を払い、日々しっかりごはんを食べて「ちょっと太め」をキープしていくようにすべきでしょう。

要するに、「高齢になったらもうメタボ予防なんかしなくていいから、ちゃんと食べて筋力や体力をキープしてフレイル予防に力を注ぎなさい」ということ。先に述べたように、「メタボ・動脈硬化予防モード」から「フレイル予防モード」へと考え方を180度切り替えるシフトチェンジが必要になるわけですね。

そして、そのためには、コレステロールはもちろん、中性脂肪も、糖質も、摂りすぎを気にする必要はありません。後ほど改めて述べますが、高齢者が元気な日々を過ごすためには、ごはんやパンなどの糖質をしっかり食べてカロリーを摂取するほうがいいし、肉をはじめとしたたんぱく質もしっかり食べてコレステロールや中性脂肪を積極的に摂り入れていくほうがいいのです。

なお、みなさんの中には「メタボを放っていると、おなかに内臓脂肪がたくさんたまって、いろんな病気や不調を引き起こす原因になるんじゃないの？」と気にする方がいらっしゃるかもしれません。

ただ、**決して際限なく太ることをすすめているわけではないのです。推奨しているのはあくまで「小太り」であって、「大太り」はダメ。**小太りくらいであれば、内臓脂肪の影響もそう大きくはないと考えられます。

それに、最近の医学界では「免疫細胞がつくられるのは内臓脂肪のおかげ」「おなかが出ている人のほうががんになりにくい」といったように、内臓脂肪のよい面を見直そうという動きが出てきつつあります。もしかしたら、内臓脂肪は高齢者の健康を守る役目を果たしているのではないか――そんな研究発表が出たとしても全然不思議ではありません。これは、普段からおなかの出っ張りを気にしている方々にとっては、よろこばしい傾向なのではないでしょうか。

22

知っていますか？
「脂の常識」は、
ここ20年で
大きく変わっています

健康の常識も大きく変わっていますが、栄養学の常識もちょっと前といまとでは大きく変わっています。

典型的なのが「脂」。**ここ20〜30年ほどで脂に対する考え方は非常に大きく変化しています。**

たとえば、昔はよく「植物性の脂のほうが体にいい」と言われていました。みなさんも「バターやラードは動物性脂肪だからよくない、マーガリンは植物性だから体にいい」と言われていたのを覚えてらっしゃると思います。

しかし、いまでは「マーガリンは健康によくない」というのが定説となっています。評価が一転したのは、マーガリンに含まれるトランス脂肪酸が動脈硬化の原因になると判明したからです。トランス脂肪酸とは、植物油に水素を添加して固める加工をする際などに生じる脂肪酸のことです。「総摂取カロリーの2％を超えると生命に危険を及ぼす」とも言われていて、動脈硬化だけでなく、アレルギー、認知症、がん、脳血管障害、糖尿病など、多くの疾患との関連性が疑われています。

なお、トランス脂肪酸は、マーガリンだけでなく、パンやスナック菓子によく使われるショートニングにも多く含まれています。そのほか、フライドポテト、フライドチキン、ドーナッツなど、いわゆるジャンクフードにも多く使われているとされます。

心筋梗塞大国のアメリカでは、その危険性を重視して、すべての食品にトランス脂肪酸の含有量表示を義務付けているほど。日本は欧米に比べるとまだまだ規制が甘いので、わたしたちはトランス脂肪酸を多く含む食品を、なるべく食卓から遠ざけるよう意識したほうがいいかもしれません。

脂肪は人間の健康維持に必要不可欠！少なければ少ないほどいいというものではない

とにかく、かつてマーガリンがもてはやされたことからも分かるように、脂や脂肪にまつわる学説は、時代によってかなりの流行り廃《すた》りがあります。

リノール酸がいいと言われていた時期もありましたし、オリーブオイルが人気を博した時期もありました。いまの流行は、亜麻仁《あまに》油、エゴマ油、シソ油などのα－リノレン酸のようです。α－リノレン酸には「アレルギーを改善する」「がんの発生を抑える」などさまざまな効用があると謳《うた》われています。

もっとも、いままでの流行り廃りを見ていると、現在の流行が最終的決定版なのかどうかは分かりません。いま、よいと言われている脂肪が10年後にクエスチョンマークがつけられることも、ないとは言えないのです。

ただ、ここで脂肪に関して、変わってはいけない点をひとつ強調しておきたいと思います。

それは、**「脂肪の摂らなさすぎ」はよくない**という点です。メタボやダイエットを気にしている人の場合、脂肪全体を「体によくないもの」「太る原因」として目の敵のように邪魔者扱いし、できるだけ摂取を控えようとする傾向が見受けられます。

しかし、脂肪は人間の体にとって必要な栄養素です。

人間の体において脂肪が占める割合は15～25％。基本的には食べられなくなったときのための非常用エネルギーとしてストックされているわけですが、脂肪はその他にもたくさんの役割を果たしています。もちろん、コレステロールも脂質の一種であり、コレステロールが人間の生命活動に絶対に不可欠であることは、これまでずっと述べてきた通りです。

それに、最近は脂肪細胞がさまざまなホルモンを分泌する内分泌器官であることも分かってきています。脂肪細胞から出されるホルモンが脳や他の臓器に働きかけることで、糖や脂質の代謝をスムーズにしたり、血管を動脈硬化から守ったり、さまざまな効用をもたらしていることが明らかになってきたんですね。

このように、**脂肪は決して「要らないもの」ではないし、「少なければ少ないほどいいというもの」でもありません。**むしろ、適量の脂肪は、体に不可欠な栄養として日々摂取していかなくてはならないものなのです。

そう言えば、ひと頃「油抜きダイエット」が流行りましたが、これで健康にやせられたという話は聞いたことがありません。

それもそのはずで、油抜きダイエットで脂肪摂取を減らしてしまうと、体の脂肪をうまく燃やせなくなってしまうのです。しかも、脂肪が外から入ってこなくなると、体は糖質から脂肪をつくり出して補おうとします。先ほども述べたように、血液中の余分な糖質を中性脂肪に変換して蓄えようとするシステムが働くわけですね。そのため、油抜きダイエットの実践者の中には、逆に体脂肪率が上がってしまったというケースも多かったようです。

とにかく、**摂取をしないでいると、体が勝手につくり出してしまうくらい、脂肪は体にとって大事なもの**なのです。ですから、みなさんもこれからは脂肪を見る目をちょっと変えて接するようにしてみてはいかがでしょう。

私は、かつて「健康のために油抜きダイエットをやっている」というシニアの女性患者さんを診ていたことがあるのですが、その方は本当に「油切れ」を起こしたかのように肌や髪がカサカサになり、年齢以上にやつれて老け込んだ容姿になっていました。

もちろん大量に蓄えすぎるのはいけません。でも、適量の脂肪はわたしたちの体を元気づかせ、日々の生活の営みをなめらかにしてくれるもの。文字通り、**人生に彩《いろどり》をもたらす「潤滑油」のような、なくてはならない物質**なのではないでしょうか。

23

「脂の新常識」を理解して、「体によい脂肪」を日々の食卓に取り入れよう！

脂肪の話をもう少し続けましょう。

食品に含まれる脂肪は、「飽和脂肪酸」と「不飽和脂肪酸」に大別されます。バターやラードなどの動物性脂肪は飽和脂肪酸を多く含んでいて、固まりやすい特徴があります。これに対し、サラダ油、オリーブオイル、魚の脂肪のＤＨＡ（ドコサヘキサエン酸）やＥＰＡ（エイコサペンタエン酸）などは不飽和脂肪酸を多く含んでいて、固まりにくい特徴があります。

「体によい脂肪」「体に悪い脂肪」という分け方をしたとき、これまで、バターやラードなどの飽和脂肪酸は、あまり摂りすぎないほうがいい「悪い脂肪」に区分されることのほうが多かったような気がします。しかし、私はこれは一概には言えないと思います。どんな脂肪にも「よい面」と「悪い面」との両面があり、これまではバターやラードの悪い面ばかりがクローズアップされがちでしたが、最近は、高いエネルギーや旨味を持つ動物性油脂のよさが見直されつつあります。とくに**高齢者は、これらの脂肪を積極的に摂って高いカロリーを得るほうがいいとも考えられます。**いま、「悪い脂肪」だと考えてよいのは、前の項目で述べたトランス脂肪酸くらいのものでしょう。

一方、**「体によい脂肪」には、「オメガ3」「オメガ6」「オメガ9」と呼ばれる脂肪酸が該当します。**

オメガ3の代表選手は、DHA、EPAです、これらは、イワシ、サバ、サンマ、マグロなどの魚の脂に豊富に含まれる脂肪酸。DHA、EPAを摂ると頭がよくなると言われた時期もありましたね。実際に頭がよくなるかどうかは分かりませんが、血液循環をよくしたり、代謝をよくしたり、脂肪燃焼を助けたりといったさまざまな作用が期待できるのはたしかです。

さらに、ＤＨＡは血管に弾力性を与えたり血圧のバランスを整えたりするため、心筋梗塞の予防にもいいとされています。事実、**心筋梗塞の多いアメリカでは、ＤＨＡのサプリメントが「売っていないスーパーがない」というくらいの人気ぶり**です。私は、アメリカにおいて昔に比べ心筋梗塞が減ったのは、寿司などの魚の摂取やサプリの摂取によってＤＨＡを多く摂るようになったおかげなのではないかと見ています。

このほか、オメガ3には、先ほど取り上げた亜麻仁油、エゴマ油、シソ油などのα－リノレン酸も該当します。もっとも、これらは加熱すると壊れるので、ドレッシングとしてサラダにかけるなど、生のまま利用することが前提となります。

また、オメガ6は、リノール酸・アラキドン酸が代表選手で、コーン油、大豆油、サラダ油、ごま油などに多く含まれます。これらも神経系、免疫系、細胞の炎症反応などに深く関わる「よい脂肪酸」ですが、過剰に摂るとオメガ3の働きを邪魔したり、関節炎やぜんそくなどの炎症系疾患を招いたりします。そのため、オメガ6は「控えめに、適度に」摂るべき脂肪酸だとも言われます。

なお、**オメガ6とオメガ3の摂取比率は「2対1」が理想**だとされています。日本人の場合、魚を食べる食文化が定着していて、自然にDHAなどのオメガ3が入ってくるため、無理なく理想的比率で摂取しているケースが多いようです。もっとも、魚が嫌いな人やあまり食べない人は、DHAのサプリメントを摂るなどして摂取比率に気をつけていくべきでしょう。

それと、オメガ9に分類されるのがオリーブオイルやアボカドオイルで、これらの脂肪酸・オレイン酸には、細胞の炎症を抑える働きがあります。なかでも、**オリーブオイルの見逃せない健康作用は、体の余分な脂肪を燃やす働きがあるという点**です。抗酸化作用の強いポリフェノールを多く含んでいるため、脂肪細胞の増加を抑制することにもつながります。

とりわけ、エキストラバージン・オリーブオイルは、酸化しにくく、体内のコレステロールを調整して、動脈硬化、高血圧、心疾患を予防するのに適しているとされています。パンを浸してもいいし、サラダにかけてもいいし、そのまま飲んでもいい。ぜひ日々の食卓に取り入れて摂取していくといいでしょう。

24

「中性脂肪が多いと血液がドロドロになる」を信じてはいけません！

中性脂肪とは、「トリグリセライド」とも呼ばれる血液中の脂質のこと。健康診断においては、コレステロールとともに「高いと体によくない脂質」とされてきました。中性脂肪の一般的基準値は空腹時で30〜49㎎/dℓ。通常、150以上あると脂質異常に該当することになります。

私の場合、普段の中性脂肪はだいたい600㎎/dℓほど。一般の基準に比べれば、これでも十分高いのですが、ちょっと油断していると1800とか2000近くまで数値が跳ね上がってしまうこともあります。**中性脂肪の数値は食事内容によって大きく変わり、脂肪の摂りすぎによって高くなる**のです。

さすがの私も中性脂肪値が4ケタになるのはマズイと思っていて、あまりに高いときには脂っこいものを控えたり薬を飲んだりして3

ケタに収まるようにしています。それというのも、中性脂肪の場合、コレステロールと違って、あまりに数値が高いと健康に明らかな害があることが分かっているから。**中性脂肪が高値だと急性膵炎《すいえん》のリスクが上がったり、脂肪肝が進みやすくなったりと、気がかりな点がいくつかある**んですね。

ですから、中性脂肪は、コレステロールのように「数値がどんなに高くても放っておいていいよ」とは言えません。1000mg／dℓを超えるなど、あまりに高いようであれば、一応注意を払っていったほうがいいと思います。

もっとも、注意したほうがいいのは、あくまで「かなり数値が高い場合」の話です。一般の方々が基準値を多少オーバーしたくらいであれば全然心配する必要はありません。たとえ健康診断で**高脂血症や脂質異常症と言われたとしても、200や300くらいであれば、まったく騒ぐ必要はないと思って差し支えない**でしょう。

「そんなこと言って、中性脂肪が増えて血液がドロドロになっちゃったらどうしてくれるんだ」といった声も上がってきそうですが、「血液ドロドロ」なんていうのは、あくまで頭が勝手につくり上げた妄想イメージにすぎません。

だって、考えてみてください。たとえば、中性脂肪が要注意レベルの1000mg／dℓになってしまったとしましょう。これは1dℓの水に1000mgの脂肪が入っているということで、100ccの水に1gの脂肪が入っているのと同じ状態です。

じゃあ、100ccの水にぽたんと1gの脂をたらしてかき混ぜてみてください。それによって100ccの水がドロドロの状態になるでしょうか。ドロドロになるどころか、トロリとすることもありませんよね。このことからも、**「たとえ中性脂肪値が1000mg/dℓあったとしても、決して血液ドロドロ状態になんかならない」**ということが分かるはずです。

私は、仮に血液ドロドロという状態があるのだとすれば、中性脂肪値よりも「脱水」のほうを心配するべきだと思います。夏場にたくさん汗をかいたときや、運動やサウナで体から多くの水分が失われたときは、血液中の水分が少なくなってドロッとした状態になりやすいのです。夏のゴルフ中やサウナの後などに、脳梗塞や心筋梗塞で倒れる人が多いのはこのためと考えられます。

ですから、**どうしても「血液ドロドロ」になるのが心配だという**

人は、水分をしっかり摂って脱水に気をつけ、普段から血液の流れをよくしておけばいいでしょう。

どうもわたしたちは「血液ドロドロ」とか「油ギトギト」といった言葉のイメージに影響されて、踊らされてしまうことが多いようです。

中性脂肪も、コレステロールと同様、人体にとって欠かすことのできない成分なのですが、ドロドロやギトギトといったマイナスのイメージによってだいぶ損をさせられている気がします。わたしたちは、中性脂肪のマイナス面を取り上げて嫌がるばかりではなく、中性脂肪のプラス面にも光を当てて、もう少しちゃんと評価をしてあげてもいいのではないでしょうか。

25

中性脂肪値を警戒して「脂もの」を減らすのはナンセンス！歳をとるほど「脂ぎった体」を目指そう！

「脂ぎった人はエネルギッシュで、脂が少なくカサついた人は虚弱な感じがする」――みなさんはそういう印象を持ってはいないでしょうか。

じつは、その印象は医学的に見ても当たっていて、それをもたらしているのが中性脂肪なのです。

中性脂肪はわたしたちの活動のエネルギー源であり、血液に溶け込んで、体のすみずみにまで運ばれて活用されています。すなわち、**中性脂肪が多い人はたくさんエネルギーを使えて活力旺盛であり、疲れにくい傾向があります。**一方、中性脂肪が少ない人はエネルギーが不足しがちで疲れやすく、休んでも疲れの回復が遅くなる傾向があるのです。

また、中性脂肪は、寒さや暑さから体をガードする断熱材の役割も果たしています。このため、中性脂肪値が低いと暑さや寒さへのガード力が下がり、体温をうまく調節できず、寒暖差にたいへん弱くなる傾向があります。みなさんの中にも夏のエアコンの冷房風に弱かったり、冬になると低体温になって手足に冷えを感じやすくなったりする人が多いのではないでしょうか。

さらに、中性脂肪値が低いと、脂溶性ビタミンであるビタミンA・D・Eなどの吸収が悪くなり、免疫力が低下したり肌荒れなどのスキントラブルを起こしたりすることも分かっています。

そして、このことから分かるように、**中性脂肪はコレステロールと同様、美容面に大きく関与しています。**中性脂肪値が高めの人は肌にハリやツヤがあってしっとりしていますが、中性脂肪値が低い人は肌がカサカサになり、ハリやツヤが感じられなくなるのです。当然、「若く見られるか、年寄りに見られるか」といった見た目の印象にもかなりの影響をもたらすでしょう。

ですから、中性脂肪を邪魔者扱いしてはいけません。もちろん大量に蓄えすぎるのはNGですが、中性脂肪は体に必要不可欠な物質として、不足しないように摂取しなくてはならないものなのです。

なお、**中性脂肪が不足気味になったときに、とくに多大な悪影響を被るのは高齢者**です。

高齢になって以降、「最近、疲れやすくなった」「暑さ、寒さに弱くなった」「肌がカサついてきた」「どうも体のエネルギーが不足している気がする」といった不調を感じたら、中性脂肪が不足しているサインと思ったほうがいいでしょう。

先にも述べたように、中性脂肪値は、普段食べている食事に大きく左右されます。これは、日頃から脂っこいものを多く摂っていれば中性脂肪値が高くなるし、脂ものをほとんど摂らなければ中性脂肪値が低くなるということです。

ところが、高齢者の場合、歳を重ねるにつれて食事量自体が減ってしまい、とりわけカロリーの高い脂っこい料理を敬遠しがちになる人が少なくありません。また、高齢の方々の中には、「脂っこいものはメタボにつながるから食べないほうがいいんだ」とか「年寄りはもう脂ものなんか摂らないほうがいいんだ」などと誤った先入観を持っていて、肉や天ぷら、揚げ物、炒め物などの脂っぽいメニューを遠ざけてしまう人も見受けられます。

つまり、こういった**脂ものへの偏見や警戒心から、中性脂肪を不**

足させてしまい、活力エネルギーを低下させてしまう高齢者が非常に目立つのです。

しかし、コレステロールと同様に、高齢になってから中性脂肪不足で活力エネルギーを低下させてしまうと、老化や衰えのスピードが上がり、たいへんフレイルに結びつきやすくなります。高齢者が中性脂肪値を心配して脂ものの摂取を減らしたり控えたりするのは、かえって健康寿命を縮めることにつながりかねず、まったくの逆効果だと言っていいでしょう。

ですから、高齢のみなさんは、むしろ中性脂肪の高い脂っぽい食べ物を積極的に摂るようにしていくべきです。肉料理はもちろん、天ぷらも揚げ物も炒め物もどんどん食べるべき。歳をとると脂ものへの消化力が落ちてくるため、若い頃のようにたくさんは食べられないかもしれませんが、それでも日々意識して摂取するようにしていくべきです。

私は、高齢者は、歳をとればとるほど脂ものが必要になってくると考えています。それこそ**「脂ギッシュな年寄りを目指す」というくらいの気持ちで脂ものを食べて、中性脂肪を摂り入れていくほうがいい**のです。

コレステロールも、中性脂肪も、両方に言えることですが、高齢者は体内に「脂」が多いほうが元気になります。ぜひみなさんも、脂に対する古い偏見なんかきれいに捨て去って、「脂ぎった年寄り」「活力ある年寄り」を目指すようにしてはいかがでしょうか。

第4章

「本当の健康」をつかむため、どんどん肉を食べよう！

老後の人生を豊かにするコレステロールとのつき合い方

26

肉こそは、「最高の健康長寿食」。1日に「プラス50g」の肉を食べて、コレステロールをしっかり摂取！

私は近年、いろいろなメディアで**「高齢者こそ、肉を食べたほうがいい」**と発言し続けています。

その第一の理由は、たんぱく質を不足させないためです。

厚生労働省の調査によると、70歳以上の日本人の5人にひとりがたんぱく質不足だとされています。

たんぱく質は、内臓、筋肉、肌などの人体を形成する主成分であり、その他にも、免疫抗体、ホルモン、酵素など、人体をコントロールする重要物質の材料にもなっています。

そのため、**高齢になってからたんぱく質が不足すると、内臓の働きが衰えたり、筋肉量が低下したり、免疫力が低下したりといったさまざまな重大トラブルに見舞われる**ことになるのです。

現に、たんぱく質不足をきっかけに衰弱してしまい、体力や免疫力を落としてしまった結果、肺炎などをこじらせて亡くなっていくお年寄りは、毎年数えきれないほどいらっしゃいます。

だから、高齢者こそ、たんぱく質豊富な肉を積極的に食べるようにしなくてはならないのです。

もちろん、肉以外の食材にもたんぱく質を多く含むものはあります。魚や乳製品、それに大豆製品もたんぱく質豊富なことで知られていますよね。

それにもかかわらず、どうしてとくに「肉」だけを取り上げて、強力にプッシュするのか。その理由は、肉が他の食品よりもコレステロールを多く含んでいるからです。

これまで述べてきたように、コレステロールは人間の健康にとって必要不可欠な物質です。とりわけ高齢者が健康を維持して長く生きていくには、コレステロールを不足させないことが必須条件になると言っていいでしょう。

ですから私は、たんぱく質のみならずコレステロールを効率よく摂取することのできる「肉食」をおすすめするのです。**魚や魚卵、鶏卵にもコレステロールは多いのですが、効率よく摂取できるという点では、肉を上回る食品はありません。肉こそは、高齢者に活力と元気をもたらす「最高の健康長寿食」と言っていい**のではないでしょうか。

実際に、肉食を習慣にしている高齢者はたいへん長生きであることが分かっています。

たとえば、桜美林大学名誉教授で医学博士の柴田博先生は、100歳をすぎても元気な方々の追跡調査を行ないました。その方々の食生活を調べていったところ、とても多くの方が肉を積極的に食べていたことが分かったのです。100歳超えの「スーパー老人たち」が現に食べているものを調べていったわけですから、たいへん説得力のある研究です。

そういえば、99歳でお亡くなりになった作家の瀬戸内寂聴さんも肉が大好きでしょっちゅう牛肉のステーキを食べていましたし、105歳まで現役医師だった日野原重明さんも最晩年までステーキを食べていました。

また、プロスキーヤーの三浦雄一郎さんは90歳を超えたいまも500gのステーキを平らげているそうです。三浦さんは80歳の時に

3度目のエベレスト登頂に成功されているわけですが、高齢になっても衰えることのない超人的な意欲、活力、体力には、やはり「肉のパワー」や「コレステロールの力」が相当に効いているのではないでしょうか。

牛肉、豚肉、鶏肉は、限定せずにまんべんなく食べるほうがいい

では、高齢者は健康長寿を実現するために、いったいどれくらいの肉を食べていくのがいいのでしょうか。

まあ、さすがに瀬戸内さんや日野原さん、三浦さんのようにステーキをペロリというわけにはいかないかもしれません。高齢になると胃の消化力が落ちて、大量の脂ものを受けつけなくなってくる傾向

もあるので、無理をしてたくさん食べようとする必要はないと思います。

そこで、私は、**これまでよりも1日当たり「プラス50g」の肉を食べるようにする**ことをおすすめしています。肉50gは、鶏唐揚げなら1〜2個、ハンバーグなら小1枚、豚の生姜焼きなら1〜2枚程度でしょうか。たぶん、「それくらいなら私にもできそう」という方も多いと思います。

ちなみに、私の場合、外食でうどん店に行った場合は、釜揚げうどんやざるうどんではなく、肉うどんを注文します。また、ラーメン店ではタンメンではなくチャーシュー麺と煮卵を注文するようにしています。そういうふうに、ちょっと意識をしておくだけでも、わりと「プラス50g」をクリアしやすくなるはずです。

それと、私がよく質問を受けるのが「肉といっても、牛肉、豚肉、鶏肉のどれを食べればいいのか」という点です。

これについてお答えしておくと、いまのところ「どの種類の肉を食べれば健康寿命が延びるか」についての調査研究はありません。なので、**ひとつの種類に限らず、牛肉、豚肉、鶏肉をまんべんなくバランスよく食べていくのが賢明**だと思います。

よくアスリートやボディビルダーは、筋肉量を増やすためにたんぱく質含有量の多い「鶏のささ身肉」ばかりを食べていますが、一般の方々はそこまでこだわる必要はありません。牛でも豚でも鶏でも、「その日に食べたい肉を食べる」という姿勢で十分ではないでしょうか。

27

肉を食べているかどうかは、あなたの寿命を決定づける「大きな分かれ道」

肉食について、もう少し続けたいと思います。

肉を食べる習慣は、老化を遠ざけて、寿命を引き延ばすと言っていいでしょう。

いったいなぜそんなことが言えるのか。

これに関して、私がよく引き合いに出すのが「沖縄」です。かつて沖縄は人口当たりの百寿者の数が非常に多い長寿地域として知られていました。沖縄が日本に復帰したのが1972年ですが、沖縄の人たちは復帰以前からよく肉を食べていて、当時の脂肪摂取量は全国の1日平均摂取量を5gくらい上回っていたとされています。実際に、1980年代の沖縄は長らく全国1の長寿県の地位をキープしていました。

ところが、その後、脂肪摂取量が低下するとともに沖縄の長寿ランキングがどんどん下がっていってしまったのです。2000年には、沖縄県の男性平均寿命のランキングが26位にまで下がり、「26ショック」とまで言われました。

それに、肉食がいかに寿命と関わっているかは、日本の平均寿命の推移を見ても分かります。

いまでこそ日本は世界一の長寿国となっていますが、ほんの100年ほど前、肉食が定着していなかった時代は「典型的な短命国」だったのです。

たとえば、まだ庶民がろくに肉を食べていなかった1890年(明治23年)、日本人の平均寿命は30代の後半でした。いまでは到底考えられませんよね。それが、肉をはじめたんぱく質を摂る食生活が浸透するとともに平均寿命がどんどん延びていったのです。男性の平均寿命が50歳を超えたのが戦後すぐの1947年、75歳を超えたのが1986年。そして、2023年には、男性81・05歳、女性87・09歳となっています。

もっとも、食生活が欧米化したと言われる現在でも、世界的に見ると日本人の肉摂取量はまだまだ少ないほうです。いま、日本人の肉の摂取量は1日当たり100g前後ですが、アメリカ人は約300gも肉を食べていますし、ヨーロッパの人々も約220gも肉を食べています。

だから、日本人はもっともっと肉を食べたほうがいい。とりわけ高齢者は健康長寿を実現するために、どんどん肉を摂取していくほうがいいのです。

老後の人生は「肉食」で差がつく！
人生のコース選択を間違えないようにしよう

私は、肉をしっかり食べているかどうかは、**高齢者の寿命を決定づける「大きな分かれ道」**になると考えています。

先にも述べたように（48ページ）、**肉には「男性ホルモンの材料となるコレステロール」と「セロトニンの材料となるトリプトファン」が豊富に含まれています。**このふたつを肉からどれだけ摂取できるかが命運を分けると言ってもいいでしょう。

高齢者にとって男性ホルモンがどんなに重要であるかは先にも紹介しましたね。意欲、活力、精力、性欲、若々しさ、筋肉量、集中力、好奇心、記憶力……歳をとってからこうした力をキープできるかどうかは、肉をどれだけ食べて、コレステロールをどれだけ摂取しているかにかかっていると言ってもいいのです。

また、高齢者にはセロトニンも欠かせません。ある調査によると、65歳以上の人口の5％がうつ病に該当するとされています。高齢になってからうつ病になってしまうと、脳や体を動かすエネルギーが枯渇してしまい、心身の活動が低下して、寝たきりや認知症を進ませる大きな原因となります。

ですから、うつ病に陥るのを防ぐためにも、普段からセロトニンを不足させないようにしなくてはなりません。そして、セロトニンをしっかり維持できるかどうかは、肉をどれだけ食べて、セロトニンの材料であるトリプトファンをどれだけ摂取しているかにかかっているというわけです。

いかがでしょう。みなさん、「男性ホルモン」と「セロトニン」という2点を取り上げただけでも、肉をちゃんと食べている人とろくに食べていない人とで非常に大きな差がつくであろうことがお分かりいただけますよね。

ちょっとイメージしてみてください。みなさんの目の前に分かれ道があります。一方は**「肉をしっかり食べるコース」**、もう一方は**「肉をろくに食べないコース」**です。

肉をしっかり食べるコースへ進んだ人は、旺盛な意欲を持って活動的な毎日を送っています。いろんなことに興味を持ち、性欲や精力もまだまだ衰えず、外見も若々しく、足腰もしっかりして、自分の人生を十分に楽しんでいます。きっと、元気で活力ある自分を保ちつつ、長く生きていくことができるでしょう。

一方、肉をろくに食べないコースを選んだ人は、何をするにもなかなか意欲や興味が湧かず、家にこもりがちで変化の乏しい毎日を送っています。性になんかもうとっくに関心がないし、外見の衰えももう気にしない。歩かないせいか足腰もだいぶ衰えてきたし、何をするのもめんどうで、うつうつとした気分になることも多い……。このまま行けば、きっと心身を早い段階で衰えさせてしまい、失意のまま短い人生を終える可能性が高くなるでしょう。

さて、みなさんはどっちのコースへ行きたいでしょうか。

この2択の話はもちろん仮定のイメージにすぎませんが、私は**肉を食べるか食べないかでこれくらい人生で大きな差がついたとしてもまったく不思議はない**と思います。ぜひみなさんも、これから先の人生で後悔をすることのないように、正しい道を選んでください。

28

高齢者は、「ベジファースト」より「ミートファースト」がおすすめ!

最近、**「ベジファースト」**という言葉をよく耳にするようになりました。

これは野菜（ベジタブル）を最初（ファースト）に食べる食事法のこと。野菜から食べ始めて、次に肉や魚などのたんぱく質、最後にごはんの順番で食べるのです。

この食べ方をすると、野菜の食物繊維が腸内でふくらみ、糖質の吸収が抑えられて血糖値がゆるやかに上昇することになるため、血糖コントロールやダイエットにおすすめとされているのです。ネット、テレビ、雑誌などいろんなメディアで紹介されているので、きっと実践されたことのある方も多いでしょう。

ただし――

この食べ方は高齢の方々にはおすすめできません。

なぜなら、**食の細ってきた高齢者が最初に野菜を多く食べると、野菜だけでおなかがいっぱいになってしまい、肉や魚などのたんぱく質を十分に摂れなくなってしまうから**です。

先にも述べたように、高齢者は絶対にたんぱく質を不足させてしまってはいけません。たんぱく質摂取量が減ると、筋肉をつくる材料が不足して、筋肉量低下につながりかねません。それに、肉の摂取量が減ると、コレステロールやトリプトファンも十分に入ってこなくなり、男性ホルモンやセロトニンの分泌量にも影響が出ることになってしまいます。

すなわち、「野菜でおなかがいっぱいになって、肝心のたんぱく質を十分に食べられない」という状況は、高齢者にとっては〝致命的〟というくらい大きなデメリットにつながってしまう可能性があるのです。

ですから、**高齢の方々には「ベジファースト」ではなく、「ミートファースト」を習慣にすることをおすすめします。**つまり、肉などのたんぱく質を先に食べてしまいましょうということ。まず、肉や魚を十分に食べ、次に野菜を食べて、最後にごはんを食べるようにしていくわけです。

ミートファーストを行なっていると、メインの肉料理や魚料理を楽しむことができ、食事の満足度がアップすることにつながりますし、先に肉や野菜でおなかがふくらむため、最後に食べるごはんの量を少なくすることにもつながります。

高齢者が健康をキープしていくには、この食べ順がもっとも適しているはず。ぜひみなさんも実践してみてください。

29

大谷翔平選手は、1食で6個⁉卵もたくさん食べて大丈夫！

人から伝え聞いた話ですが、メジャーリーグのホームラン王・大谷翔平選手は、1回の食事で5～6個のゆで卵を食べることがあるそうです。

年配の方々には「えっ、そんなに食べて大丈夫なの!?」と思った人も多いことでしょう。

おそらく、そう思った方々は**「卵はコレステロールが多いから、1日に1～2個まで」**といった考え方が頭の隅にこびりついているのではないでしょうか。

たしかに、コレステロールが悪者とされていた時代は、医者の中にも「卵の食べすぎに注意してください」と言う人が大勢いました。実際、当時は厚生労働省もコレステロールが動脈硬化のリスク要因になるとして、目標量を設定して摂りすぎに注意を促していました。

しかし、いまはそんなことはありません。

そもそも、先述したように、卵などのコレステロールの多い食品を減らしても、コレステロール値にはほとんど変化はありません。それに、近年の研究では、「卵の摂取頻度と心筋梗塞の発症リスクには関連性が見られない」と報告されていますし、中国で行なわれた大規模調査においては、「卵を食べるほうが心血管リスクが低下する」という結果すら出ているのです。

このため、最近は厚生労働省もコレステロールの目標量を設定しなくなりました。「十分な科学的根拠がない」として、摂りすぎに注意を促すこと自体をやめたんですね。

こういった動向から見て、もう「卵はいくつ食べても問題ない」という方向に変わったと見て差し支えないでしょう。**もし最近になっ**

ても、**「卵の食べすぎに注意してください」「卵は1日1個までにしてください」なんて言う医者がいたとしたら、全然勉強していない証拠。**同じ医者として恥ずかしい限りです。

卵は、栄養学的に非常に優秀な食品です。**卵はたんぱく質の質を評価する「アミノ酸スコア」が100点満点。**これは、卵を食べれば、体が求めている必須アミノ酸のすべてをバランスよく摂取することができるということです。それに、卵には、目にいいとされるルティンの他、レシチン、システィンといった健康成分も豊富に含まれています。

だから、卵は積極的に食べるほうがいい。もしかしたら、大谷翔平選手は、卵の栄養的なすばらしさをちゃんと知っていて、だからこそ日々の食事に取り入れていたのかもしれませんね。

30

ラーメン、ピザ、コンビニ弁当……「こってり系」「肉肉しい系」の食べ物を積極的にセレクトしよう！

ラーメン、ピザ、お惣菜の揚げ物、コンビニ弁当——みなさんはこういうものをよく召し上がるほうですか？

おそらく、「好きだけど、あまり体によくなさそうだから、食べるのを控えている」という方が多いのではないでしょうか。

でも、その対応は間違いです。**高齢者の場合、こういった「いかにもカロリーが高そうなこってり系の食べ物」を積極的に食べるほうがいい**のです。

私は、高齢者の方々は日々の食事でしっかり栄養を摂るために、次の3点に注意を払っていくべきだと考えています。

❶なるべくカロリーが高そうなものを食べる

❷肉などのたんぱく質が多いものを食べる

❸食べる品目数を多くする

3点をスローガンっぽくまとめると、**「高齢者の食事はカロリー、たんぱく質、品目数がカギ」**といったところでしょうか。では、なぜこれらを守るといいのかについて理由をご説明しましょう。

まず、①のカロリー。高齢者の場合、カロリーが不足すると自分でも気づかないうちに低栄養になりやすく、力が湧かなくなったり体重が落ちたりすることが少なくありません。しかも、それをきっかけに筋肉量が低下して、フレイルが進んでしまうこともあります。だから、高齢者は意識してカロリーの高いものを食べてエネルギーを確保するほうがいいのです。

みなさんも、もし**「カロリーの低そうなあっさり系の食べ物」**と

「いかにもカロリーの高そうなこってり系の食べ物」があったなら、迷わず「こってり系」のほうを選ぶようにしてみてください。ざるそばよりもラーメン、サンドイッチよりもミックスピザ、お刺身定食よりも生姜焼き定食……。スーパーのお惣菜コーナーに並ぶ揚げ物や天ぷらなども、いかにもカロリーが高そうですが、高齢になったら意識してそういうものをセレクトしていくほうがいいと心得ましょう。

次に、②のたんぱく質。これまでも述べてきたように、高齢になってからたんぱく質が不足すると、「筋肉量低下➡身体機能低下➡転倒骨折➡寝たきり」といった展開へどんどん突き進んでいってしまう可能性があります。だから、たんぱく質は絶対に欠かしてはいけません。とりわけ、日々肉食を心がけて、「元気と活力を生み出すパワーの源」であるコレステロールを十分に摂取していくようにしてください。

最近の若い人は、肉がたっぷり入った料理を「肉肉《にくにく》しい」と表現すると聞きます。その表現を借りれば、**日々できるだけ「肉肉しいメニュー」をセレクトしていくといい**でしょう。海鮮丼よりもかつ丼や牛丼、タンメンよりもチャーシュー麺、回転寿司店よりも焼肉店……。少しでも「肉肉しいほう」を選んで、たんぱく質不足、コレステロール不足を防いでいくようにしてください。

また、③の品目数も大切です。**食べる品数が多いほど、多くの食材から多様な栄養を摂れる**ことになります。好きな食べ物をずらりと食卓に並べるのでもいいし、いろんな具材がたくさん入った鍋やみそ汁などを食べるのでもいい。とにかく、意識的にお皿の数や具材の数を多くしてみてください。

ちなみに、近頃のラーメンは、スープの出汁《だし》に20～30品目くらいの食材を使っていることが少なくありません。品目数を多く摂れるという点でもラーメンは優れたメニューだと言えるでしょう。それに、コンビニやスーパーで売っているお弁当も、多くの品目が使われていますし、どれもカロリーが高く、肉などもたっぷり入っているのでおすすめです。とくに、幕の内弁当などは品目数が多くて理想的なのではないでしょうか。

ぜひみなさんも、カロリー高め、たんぱく質(肉)多め、品目数多めの3点に気をつけつつ、ここに挙げたような「高齢者おすすめフード」を積極的に食べるようにしてください。そして、日々の食卓から健康長寿を実現していくようにしましょう。

31

70歳、80歳、90歳――「古い常識の壁」を乗り越えた高齢者こそが、元気で明るい人生を歩んでいける！

いま、医療や健康の常識は、かなりダイナミックに変化しようとしています。

オセロゲームのように、これまで「黒」だったものが、一気に「白」に変わっていくようなことも決してめずらしくはありません。コレステロールだって、ひと昔前は諸悪の根源のようなひどい扱いをされていたのが、最新医学では健康維持に必要不可欠な物質と目されるようになってきたわけです。まさに、**「常識の大どんでん返し」**のようなものではないでしょうか。

私はここ数年、高齢者の健康管理の在り方を問う書籍をかなりの冊数、世に出してきました。『70歳が老化の分かれ道』(詩想社新書)、『80歳の壁』(幻冬舎新書)など、ベストセラーとなったものも少なくありません。高齢者がこの先の人生を健やかに生きていくうえで、

70代なら70代で多くの「分かれ道」があるし、80代なら80代で乗り越えなくてはならない多くの「壁」がある。その「分かれ道」や「壁」にどう対処していくかで、非常に大きな差がつくといったことを論じてきたわけです。

ただ、私が思うに、いま、高齢者の行く手を阻《はば》んでいるいちばん大きな「壁」は、みなさんご自身の中にある**「古い常識という壁」**なのではないでしょうか。

どういうことかというと、いま日本の高齢の方々には、「血圧も、血糖値も、コレステロール値も、数値が高いなら薬を飲んで下げるのが当たり前だ」「血圧も、血糖値も、コレステロール値も、低けりゃ低いほどいいに決まっている」「お医者さんの言うことはちゃんと聞かなきゃいけない」「お医者さんが薬を飲めというなら絶対に飲まなきゃいけない」といった古い考え方に縛られてしまっている人が少なくありません。要するに、そういった**「個々人の胸の中にある古い常識」が大きな支障（＝壁）となっている**のではないかという気がするのです。

その「古い常識の壁」は、かなり頑丈《がんじょう》につくり上げられてしまっていて、そう簡単には乗り越えられません。実際、私のような反体制的な医者が「血圧は高めくらいでいいんですよ」「血糖値は下げすぎちゃいけません」「コレステロール値なんて高くても放っておけばいいんです」といったことを高齢の患者さんにアドバイスしたとしても、「うーん、そうはいってもねえ……」「近所のお医者さんには逆らえないしねえ……」という感じでなかなか受け入れてもらえないことが多いのです。つまり、古い常識の固定観念に邪魔されて、なかなか「考えを変えてみよう」「壁を打ち破ってみよう」という気になってくれない方々が目立つんですね。

しかし、**現在の日本の医療は、確実に高齢者から元気や活力を奪い取るような方向に陥ってしまっています。**いまのまま「古い常識」に囚われて何も行動を起こさずにいたら、これから先、元気や活力がどんどん失われ、老化や衰えも早く進んで、残りの人生が暗くて寂しいものになってしまうかもしれません。

ですから、高齢者のみなさんはもう「自分の中の古い常識」に囚われないほうがいい。壁の向こう側には、元気で明るい老後の人生が待っているかもしれないのです。**残りの人生を充実したものにしていきたいなら、「自分の中の古い常識」を打ち破って、どんどん壁を乗り越えていくべき**ではないでしょうか。

コレステロールのパワーを借りて人生を明るく照らしていこう！

古い常識の壁を打ち破って、向こう側の世界へ飛び込んでみるか。

それとも、古い常識の壁を越えることなく、これまで通りの世界にとどまるか。

どっちを選ぶかを最終的に決めるのはみなさんご自身です。もちろん、古い常識にしがみつく側を選んでも構いません。人にはそれぞれ違った考え方があります。みなさんの下した選択に、どうのこうのと口を出す資格は、私にはないと思っています。

ただし――

人生は誰しも一度きりです。

70歳、80歳、90歳と続いていく人生の中で、老後の日々を元気に明るく生きていきたいのなら、できるだけ後悔のない道を選ぶべきでしょう。

人間、歳をとれば、体も心も弱って元気がなくなってきます。その老化の流れは誰にも止められません。でも、その流れを少し遅らせたりゆるやかにしたりすることは可能です。

これまで述べてきたように、コレステロールは高齢者の人生に元気と活力をもたらします。**コレステロールには老化の流れに抗《あらが》うパワーが秘められている**のです。

そのパワーを老後の人生に活かさない手はありません。老後の日々を元気にあふれた明るいものにしたいなら、コレステロールを人生の味方につけて生きていくべきでしょう。

とにかく、「コレステロール＝悪者」なんていうのは、もう遠い昔の話。医療や健康の常識はどんどん変わっているのですから、わたしたちも変わらなくてはなりません。

寿命にしても、健康にしても、美容にしても、コレステロール値が高いことをみんながよろこぶ時代はもうすぐそこまで来ているのです。

ですからみなさんも、新しい時代に合わせて変わりましょう。「古い常識の壁」を打ち破って、壁の向こう側へ飛び込んでいきましょう。さあ、コレステロールの力を借りて本当の健康をつかみ取り、これから先の老後の人生を明るく元気なものにしていこうではありませんか。

和田秀樹（わだ・ひでき）
1960年、大阪府生まれ。東京大学医学部卒業。精神科医。東京大学医学部附属病院精神神経科助手、米国カール・メニンガー精神医学校国際フェローを経て、「和田秀樹こころと体のクリニック」を開院。高齢者専門の精神科医として、30年以上にわたって高齢者医療の現場に携わっている。
『80歳の壁』（幻冬舎新書）、『70歳が老化の分かれ道』（詩想社新書）、『新しい老い方の教科書』（永岡書店）、『六十代と七十代 心と体の整え方』（バジリコ）、『70代で死ぬ人、80代でも元気な人』（マガジンハウス新書）、『60歳からはやりたい放題』（扶桑社新書）、『老いが怖くなくなる本』（小学館新書）など著書多数。

STAFF

編集協力	高橋 明	イラスト	瀬川尚志
デザイン	田中俊輔	校正	西進社
図版作成	森田千秋（Q.design）		

60歳すぎたら コレステロールは下げなくていい

2024年 1 月10日　第 1 刷発行
2024年 4 月10日　第 2 刷発行

著者　和田秀樹
発行者　永岡純一
株式会社永岡書店
〒176-8518　東京都練馬区豊玉上1-7-14
代表☎03（3992）5155　編集☎03（3992）7191
DTP　センターメディア
印刷　アート印刷社
製本　コモンズデザイン・ネットワーク

ISBN978-4-522-44131-2　C0077